脳科学が解き明かした
なぜか
自信がある人が
やっていること

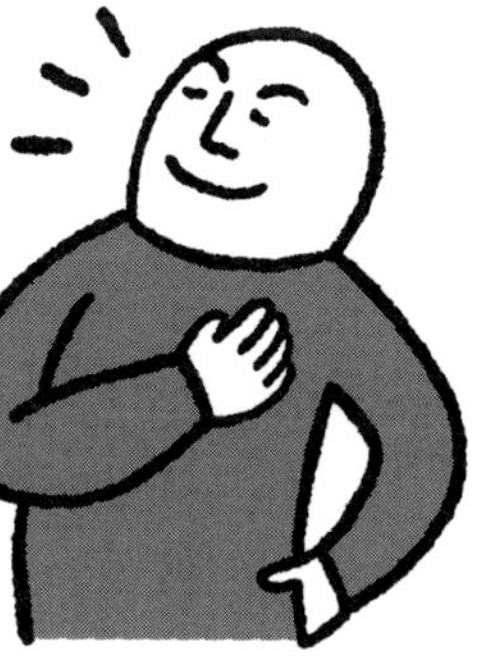

脳神経科学者
毛内拡

■はじめに■

パタンと重いドアが閉まると同時に、会場の空気が肌に張りつくような重たさでのしかかってきました。薄暗い照明の下、ずらりと並ぶ審査委員の先生方が無言でこちらを見つめています。まだ冬の寒さが残る早朝の会議室。頭の中はやたらクリアなのに、心臓だけがドクドクとうるさく鼓動していたはずなのに、なぜか私は妙に余裕の表情を浮かべていました。

「研究テーマのことなら世界で一番理解しているのはこの俺だ！」そんな〝最強の自信〟を胸に、いつもどおりの学会発表の感覚で、颯爽とプレゼンを始めたのです。数々の学会を乗り越えてきた経験からか、審査会独特の張り詰めた雰囲気にもあまり動じませんでした。「どうせ今日もうまくいくに決まっている」と思い込んでいたからです。

ところが――。

話し始めて少ししただけで、ある審査委員の先生の表情がみるみる曇っていくのが見えました。「あれ、どうして伝わっていないのだろう」と内心焦ったものの、私には〝切り札〟がありました。いつもの学会なら途中で説明を「ノーマル」から「イージー」に切り替えれば、たいてい対処できるのです。そこでスライドを丁寧に補足してみたり、噛み砕いた言葉に言い換えたりしました。

それでも全く伝わっている手応えがありません。会議室の空気がさらに重くなっていくのを感じ、背中に冷や汗が流れ始めました。「まずいぞ、これは本気でやばい」と嫌な予感がぐるぐる頭をめぐり、次第に話がしどろもどろになっていきました。今さらながら、「最初からもっとわかりやすいスライドを作っておけばよかった……」と深い後悔の渦に飲み込まれていったのです。


よく考えてみれば、いつも話していたのは同じ専門分野の学者たち。今回は専門外の先生が審査員としていらっしゃることを、まるっと見落としていました。歯車が噛み合わなくなるのも当然だったのです。

そんな状態でプレゼンが大幅に予定時間を過ぎてから、ようやく〝最も肝心な結論〟にさしかかろうとしたタイミングで、「チーン」という無情なベルの音が会場に響き渡りました。「えっ、もう時間なのか」と頭が真っ白になり、未完のまま強制終了。仕切り直す間もなく質疑応答に突入したのです。


そして飛んできたのは、まさかの一言でした。

「準備不足だね。ちゃんと練習したのですか?」

図星とはまさにこのことで、私は素直に謝罪するしかありませんでした。実は学会慣れしていたばかりに、「いつも通りやれば大丈夫だろう」という思い込みが先行し、ほとんど練習もせずに当日を迎えてしまったのです。自信満々に臨んだプレゼンは、端的に言って〝大失敗〟でした。振り返ってみると、これが人生初の「人前で大コケした」記念すべき瞬間だったのかもしれません。

25歳の頃、博士課程への進学をかけた修士論文の審査会での出来事です。今でも思い出すたびに、当時の空気の重さまで鮮明によみがえってきます。しかし、この苦い経験こそが〝なぜか自信だけはある人〟が陥る落とし穴を知る、絶好のきっかけになったと感じています。なにかにつけて「自分は大丈夫」と思い込むあまり、準備をすっ飛ばしてしまう——。皆さんにも、そんな経験はないでしょうか。ここから先は、私の体験談をもとに、〝余計な自信〟が生む失敗と、その先にあるちょっとした秘訣について、皆さんと一緒に考えていきたいと思います。

本書を手に取っていただき、ありがとうございます。
皆さんが本書を手に取られた理由は、さまざまだと思います。迫りくる大事なプレゼンを控えて自信をつけたいと思っているのかもしれませんし、「周りから自信がないと思われたくない」という不安や、「どうしたら自信満々に〝見せられる〟のだろう」という疑問を抱いてのことかもしれません。

しかし、ちょっと落ち着いて考えてみてください。「自信」というものは、そもそもどうやって生まれるのでしょうか。そして、なぜそんなにも世の中で高く評価されるのでしょうか。

私自身、冒頭の出来事以来、自分の「自信」を全く信用しなくなりました。もともと私はビビリの小心者で、いつも自信がなく、周囲からの評価にビクビクしながら生きてきました。実際、今でも書籍出版の話が進むたびに「間違ったことを書いていないか」「同業者から揚げ足を取られないか」「面白くないと言われたらどうしよう」と怖くなり、「やっぱり出版をやめてください」と思うこともしばしばあります。

でも、それは悪いことなのでしょうか。

今世間を見渡すと、「自信は絶対にあったほうがいい」「自信満々な人こそ成功している」といった風潮が、当たり前のように存在しています。一方で、「どうすれば自信満々に〝見せられる〟か」という小手先のテクニックを教える情報もあふれ返っています。もちろん、自信がないよりは、あったほうがいいと考える人が多いのは確かですし、私も他の人に対して「もっと自信を持てばいいのに」と思うことがあります。

それでも、〝自信〟は本当に不可欠なものなのでしょうか。

冒頭のエピソードを通して、脳科学の研究者としての視点から、「自信」という概念が脳内でどのように生まれ、どのように私たちを動かしているのかに強い関心を抱くようになりました。そうした中で、「自信がない人は劣っている」「自信がある人は常に勝ち組だ」という考え方には、どうしても疑問を感じます。なぜなら、自信は〝あったほうがいい〟とされながらも、脳という臓器が生み出す〝錯覚〟のような面を持ち合わせていることがわかってきたからです。

もちろん、自信があるからこそ大胆に行動できる場面があるのは事実です。ただし、「自信がないから」と立ち止まってしまうのは、あまりにももったいないと思うのです。実際には、自信がなくても行動すれば結果が変わり、その積み重ねがあとから「確かな感覚」としての自信を育むことがよくあります。古くから「人事を尽くして天命を待つ」といわれるように、自分にできることをやり切ったあとは流れに身を委ねるしかありません。そのとき、〝自信があるかどうか〟は、実はそこまで大きな問題ではないのかもしれません。

本書では、脳科学や心理学の視点を交えながら、「自信」が私たちの日々の行動や思考にどのような影響を与えているのかを解き明かしていきます。単に、「自信があるように見せる」ためのの表面的なテクニックではなく、〝自信があとからついてくる〟ような行動の在り方を、一緒に探っていければと思います。

自信は、最初から備わっていなければならないものではありません。むしろ、特別な存在になろうと躍起になるよりも、自分らしく努力を重ねた結果として、あとから自然と〝確かな感覚〟として芽生えるものです。そんな「自信」との付き合い方を考えるうえで、本書が少しでもヒントになれば幸いです。

毛内　拡

本書の読み方

「自信」を育む9つの方法

本書では、みなさんが自然な「自信」を育むためのプロセスを支える、具体的な9つの方法を提案しています。これらは、脳が持つ学習力を活かし、行動の中で自信を積み上げていくための実践的なアプローチです。各章では、脳科学や心理学の知見を基に、以下の9つの方法がどのように日常生活に取り入れられ、あなたの行動を支えるかを詳しく解説しています。

【第1の方法】他者比較をやめる

他人との比較ではなく、自分自身の成長に焦点を当て、自己のペースで前進する方法を探ります。

【第2の方法】心地よさを優先する

自然な心地よさを保ちながら行動することが、脳の効率的な学習とポジティブな変化を促す秘訣です。

【第3の方法】不安の原因を究明する

不安や恐れの根本を見極め、余計なストレスから自分を解放するための手法を考察します。

【第4の方法】思い切って手放す勇気を持つ

固定観念や過度の執着を断ち切り、柔軟な発想で新しい可能性を受け入れるための実践法を紹介します。

【第5の方法】ユーモアを大切にする

笑いやユーモアの力で、心の緊張を和らげ、前向きなエネルギーを引き出すコツを探ります。

【第6の方法】思い込みを知ってバイアスを活用する

自分の固定観念に気づき、それをポジティブな方向に転換するための考え方と実践例を提示します。

【第7の方法】コミュニケーションを上手に行う

他者との対話や情報交換から得られる新たな視点を、自信構築の一助とする方法を解説します。

【第8の方法】自由なマインドで生きる

固定概念に囚われず、自分らしい価値観を尊重しながら生きるためのマインドセットを共有します。

【第9の方法】全体を俯瞰する

人生やプロジェクトを大局的に捉え、部分的な失敗に捉われずに前進するための視点を提供します。

本書の読み方について

●自分自身のペースで進める

まずは無理せず、各章で提案する方法や考え方を、自分の生活や思考に照らし合わせながら読み進めてください。

●実践を重視する

単なる理論ではなく、具体的な事例やヒントを通じて、日常の中で実際に試せる行動プランとして捉えていただければと思います。

●内省と対話を大切に

読みながら、あなた自身の経験や感情に目を向け、どの方法が自分に合っているか、またどのように変化を感じられるかを意識してみてください。必要なら、メモをとったり、身近な人と対話を重ねることもおすすめです。

●柔軟な視点で取り組む

最初は不安や戸惑いがあるかもしれませんが、本書で紹介する9つの方法は、あくまで「試すためのヒント」です。自分なりのペースや方法で取り入れ、真の自信があとから自然に生まれてくる過程を楽しんでください。

このように、本書は「自信」が最初から備わっているものではなく、日々の行動の中で育まれていく結果であるという視点に立っています。各章で紹介する9つの具体的な方法を通して、あなたが本来持つ柔軟で自由な生き方を見出し、内側から湧き上がる真の自信を育む一助となることを願っています。

どうぞ、あなたらしい歩みを進めるためのガイドとして、本書をお役立てください。

脳科学が解き明かした　なぜか自信がある人がやっていること　目次

序章　なぜあの人は自信に満ちあふれているのか？

第１章　脳を知ることが自信への近道

第２章　不安やプレッシャーとの付き合い方 ～行動が先、自信はあとから

第3章 本当の自己肯定感～ブレない自分を育てる～

終章　自信を「持ちたい」と思わなくなる瞬間

■注意■

(1) 本書は著者が独自に調査した結果を出版したものです。
(2) 本書は内容について万全を期して作成いたしましたが、万一、ご不審な点や誤り、記載漏れなどお気付きの点がありましたら、出版元まで書面にてご連絡ください。
(3) 本書の内容に関して運用した結果の影響については、上記(2)項にかかわらず責任を負いかねます。あらかじめご了承ください。
(4) 本書の全部または一部について、出版元から文書による承諾を得ずに複製することは禁じられています。
(5) 商標
本書に記載されている会社名、商品名などは一般に各社の商標または登録商標です。なお、本文中では™および®マークは明記していません。書籍の中では通称またはその他の名称で表記していることがあります。ご了承ください。

■序章

■なぜあの人は自信に満ちあふれているのか？■

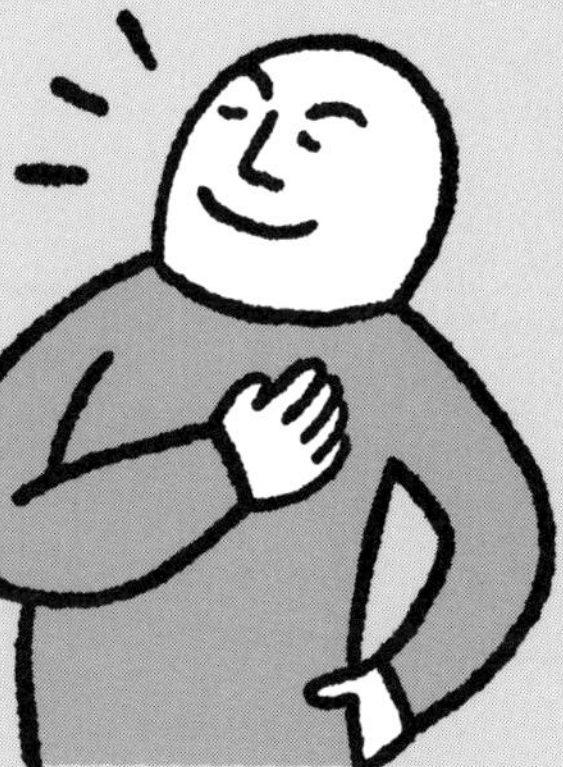

そもそも自信とは、脳が生み出す一種の〝錯覚〟である

中学生の頃、全校生徒の前での演説を控えていたときのことです。私は「うまくできる自信がありません」と嘆きながら、とある先生に相談しました。すると先生は、ゆったりとした口調で「安心してください。初めから自信がある人などいませんよ。自信などなくてもいいのです。なぜなら自信というものは、あとからついてくるものですから」と言ってくださったのです。

当時の私は正直、「本当にそんなものだろうか？」と半信半疑でした。しかし今振り返ると、あの言葉が私の思考を大きく変えてくれたと感じています。

まず序章では、「自信とは何か？」という問いを投げかけると同時に、なぜ私たちが自信の有無に振り回されてしまうのか、その根本的な原因を脳科学という視点から解き明かしていきましょう。

◇

私自身、他人と比べて気分の上がり下がりが激しく、落ち込みがちですし、承認欲求に振り回されて「どうせ自分なんて」と投げやりになることもしょっちゅうあります。そういった経験を踏まえてわかったのは、「自信がない自分はダメだ」と思い込みすぎると、物事の本質を見失いやすくなるということです。少なくとも私は、「自分には才能がない。周りのみんなはあんなに堂々としているのに……」と、ひとりで劣等感に苛まれていました。しかしあるとき、それは実は脳の働きによる〝錯覚〟のようなものだと気づきました。

具体的に言えば、脳には「社会的報酬系」と呼ばれる仕組みがあり、これにより人から褒められるとドーパミンという物質が分泌されて快感を覚えるのです。

一方で、周囲に評価されないと不安が高まります。これは誰にでもある自然な傾向ですが、他者との比較があまりにも強まると、〝自信がない自分はダメだ〟〝どうせ評価されていない〟という極端な思考にはまり込みやすくなります。

今思うと、「はじめに」で紹介したエピソードに出てくる学会デビューを果たした頃の私はまさにその状態でした。会場で偶然目に入る他大学のポスター発表が目新しく見えるたび、「自分の研究発表なんて誰も見向きもしないんじゃないか」と勝手に落ち込み、同時に「でも自分のテーマこそが一番だ」と妙な対抗心を燃やすこともありました。これなどは、**ダニング＝クルーガー効果**で言うところの〝バカの山〟に足を踏み入れかけていた典型的な例だと言えます。ダニング＝クルーガー効果とは「能力がない人ほど自信過剰になりやすい」という理論のことです。これは、実際には十分な知識や技術を身につけていないにもかかわらず、自らの能力を過大評価してしまう心理現象で、アメリカの社会心理学者であるジャスティン・クルーガーとデイヴィッド・ダニングによって1999年に提唱された理論です。

また「能力がない人ほど自信過剰になりやすい」一方で、経験を積み重ねて自分の限界や不足を正確に認識できる人ほど、「まだまだ足りないのではないか」と自分に疑問を抱きやすく、逆に自信を持ちにくいという、逆説的な傾向があります。

ダニング＝クルーガー効果を「自信」と「能力」の関係として示すとき、しばしば次のような4つの段階で説明されます。

①バカの山（初心者の自信過剰）

知識やスキルが十分ではない段階にもかかわらず、自分が井の中の蛙であることに気づけず、〝過剰な自信〟を持ってしまう状態を指します。何も知らないがゆえに、自分を過大評価してしまうのです。冒頭のエピソードの私自身がまさにこの状態でした。

②絶望の谷（限界を思い知る段階）

ある程度勉強や経験を積むと、自分が知らないことの広さや難しさに気づき、「なんだ、自分は全然できていないじゃないか……」と一気に自信を失ってしまいます。この段階では、

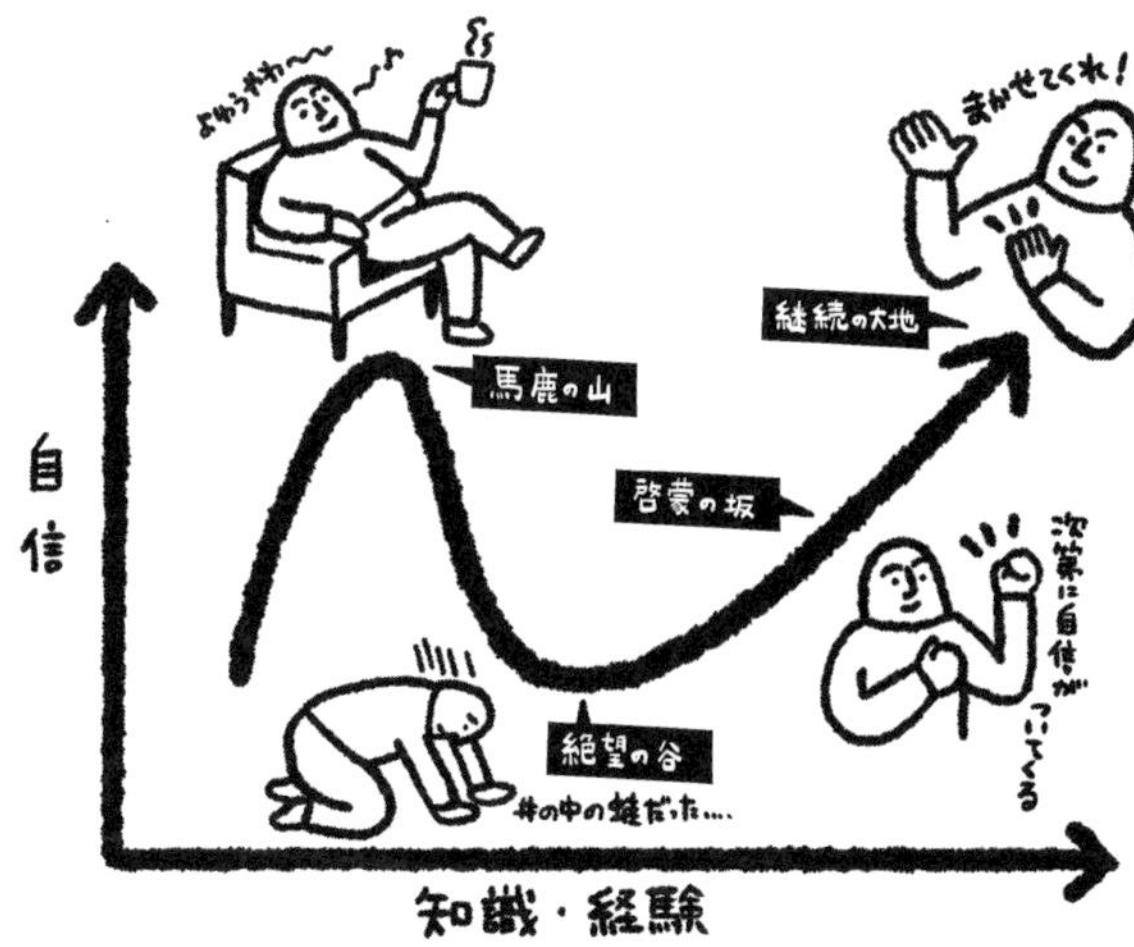

自信がありそうに見える人でも、バカの山にいる場合もある。

まるで努力すればするほど自分の至らなさを痛感してしまうような、強い絶望感を覚えることがあります。プレゼンで大失敗をした絶望体験は、必要なプロセスであったということがわかります。

③啓蒙の坂（徐々に自信を取り戻す）

絶望の谷を乗り越えながら、少しずつ経験値を上げ、自分の強みや弱みを正確に把握し始める段階です。行動を重ねることで「ここまでならできる」「意外と自分もやれる」といった自分なりの目安を築けるようになります。過去の失敗や不足を客観視しつつも、着実に前に進める手応えを得られるようになるのが、この〝啓蒙の坂〟です。

④継続の大地（確かな自信の地平）

さらに研鑽を積み、謙虚に学び続けることで、自分の得意分野や不得意分野を見きわめられるようになると、その先には揺るぎない「確固たる自信」が待っています。これが〝継続の大地〟と呼ばれる状態なのだそうです。過大評価も過小評価もせず、「自分の力でここまでやってきた」という実感に裏づけされた自信を得ているため、外部からの批判や称賛にも過度に振り回されにくい、安定した精神状態を保つことができると言います。

実際、「はじめに」の冒頭で紹介したように一時的に自信満々になっていた私ですが、いざ本番のプレゼンをしてみたら質疑応答で想定外の質問を連発され、自分がいかに理解不足だったかを思い知ることになります。

あの絶望感は今でも鮮明に覚えていますが、振り返ってみれば、その〝絶望の谷〟を経験したからこそ次なる「啓蒙の坂」を登るきっかけになったのです。あの失敗がなければ、いまだに〝できるつもり〟のまま足をすくわれていたかもしれません。

この「啓蒙の坂」とは、失敗や挫折を経て、自分の強みと弱みを客観的に把握し始める段階を指します。私の場合は、質疑応答で苦戦したことをきっかけに、研究テーマにおいて「どこまでが自分の理解の範囲なのか」を改めて整理し直しました。そうすると、意外なほど基礎的な部分で理解が浅かったことや、逆に自分の得意分野がはっきりと見えてきました。

それ以来、無理をしてすべてを完璧にこなそうとするよりも、「ここは自分がまだ学ぶべき部分」「ここは割と自信を持って説明できる部分」とメリハリをつけて挑めるようになり、以前ほど不安に押しつぶされることが減っていったのです。

周囲の評価が気になるのは仕方がない脳の性質

とはいえ、多くの人は「自信がなくて動けない」と感じ、自己嫌悪に陥りがちです。私もかつてはそうでした。しかし、私たちの脳は承認されないと不安を覚えたり、嫉妬や比較に陥りやすかったりするだけであって、それが自分の人格全体を否定する材料にはならないはずです。

なぜなら、そもそも人と比べて落ち込むのは、脳にとってごく自然な傾向だからです。問題は、そこに執着しすぎると「もっと評価されたい」「もっと褒められたい」という報酬サイクルにハマり、いわば〝見せかけの自信〟を追いかけるループになってしまう点にあります。逆に、他人からの称賛を得られないと「自分は劣っているのでは」と思い込み、必要以上に落ち込んでしまうケースも少なくありません。

一方で、なぜか自信があるように見える人もいます。彼らは特別な才能を持っているわけではなく、あくまで「自分の価値基準を保ち、行動を楽しむ」姿勢を貫いているのです。私の身近にも、周囲の評価を気にしすぎない友人がいて、ある日の飲み会でこんなことを言っていました。「人から褒められて嬉しいことは嬉しいけど、それより自分が楽しいって感じられるかどうかのほうが大事なんだよね。だから失敗してもそこまで凹まないし、逆にうまくいったらもっと頑張ろうって思える」。

彼は新しい目標を立てると、その達成感を楽しみ、あまり周囲からの賛否に左右されないようにしているそうです。おかげで行動を続けるうちに「やっぱり自分でもできるんだ」と思える瞬間が増え、自然に自信が育まれていくとのことでした。

ここには、まさに〝脳が本質的に求めているのは、自分で決めた目標を達成する達成感〟という原理が働いているわけです。自分なりの基準を持ち、行動そのものを楽しむ人が〝なぜか自信がある人〟として映るのは、こうした自己評価の安定感が背景にあるからだと言えます。

なぜか自分を過小評価してしまう人たち

一方で、ダニング＝クルーガー効果とは逆に、十分な能力を備えているにもかかわらず、自分の実力を過小評価してしまう「**インポスター症候群**（体験）」も見逃せません。これは1978年に発表された、臨床心理学者のポーリン・ローズ・クランスとスザンヌ・アイムスによる研究に端を発するとされています。

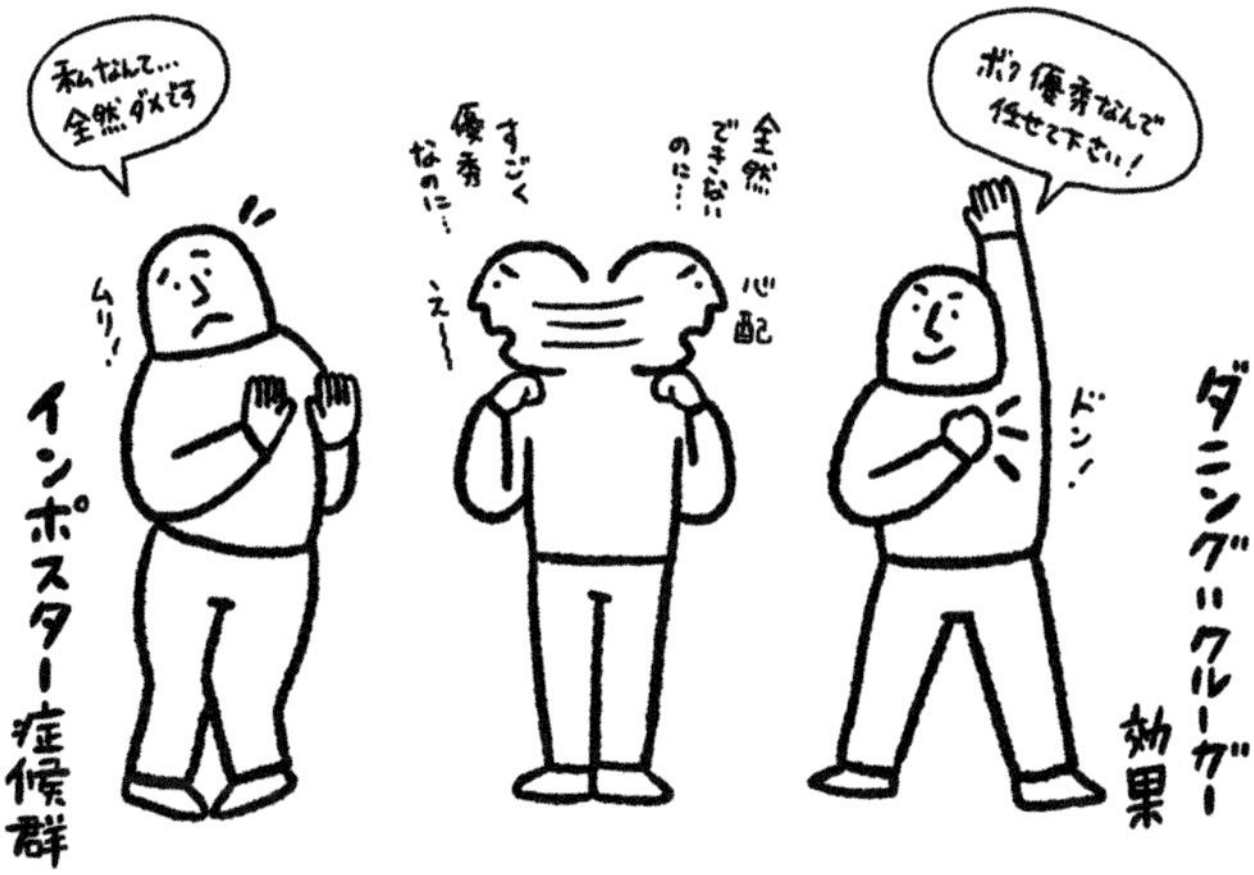
私なんて…全然ダメです
ムリ！
インポスター症候群
すごく優秀なのに…
えー…
全然できないのに…
心配
ボク優秀なんで任せて下さい！
ドン！
ダニング＝クルーガー効果

こうした知識を頭に入れておくと、人に何かを任せるときの参考になる。

インポスター症候群を抱える人は、本来は十分な能力や実績を持っているにもかかわらず、「自分はまぐれで評価されているだけ」「いつか本当の自分の無能さがバレる」と感じてしまい、自己評価を極端に低くしがちです。周囲から見ると「どうしてそこまで実績を積んでいるのに、自分に自信が持てないの？」と思われるほどなのに、本人は「自分なんてまだまだ」と思い込み、成功や称賛を素直に受け取れません。

一説によると、インポスター症候群は、社会的に成功した女性に特に多く見受けられるとされています。

私の友人にも、外から見れば花形部署で活躍し、〝誰もが羨むキャリア〟を積んでいる女性がいますが、彼女はいつも「こんなのまぐれで成功しているだけ。私なんてすぐにボロが出る」と言っています。はたから見ると「いやいや、十分すごいことをやっているじゃないか」と思うのですが、本人はどうにも納得がいかないようです。これもまた、脳が持つ認知バイアスのために、自分を正しく評価できない典型的な状態だといえます。

結局このインポスター症候群も、ダニング＝クルーガー効果と同じく自分を正しく評価できていない状態であると言えます。このような、「認知の歪み」によって、自分の客観的な能力や成果を過小評価してしまうのです。

誰もが持っている認知の歪み

こうした「能力の錯覚」や「自己評価の歪み」が生まれる背景には、先述の社会的報酬系だけでなく、脳が〝情報を簡略化〟しようとする特性も関わっています。脳は限られたリソースしか持たないため、複雑な状況でも素早く判断・行動できるように、多かれ少なかれ〝思い込み〟や〝先入観〟といった形で情報を簡略化する仕組みを備えています。

前作『脳科学が解き明かした　運のいい人がやっていること』（以下、『運のいい人』）でもご紹介しましたが、このように脳が情報を処理するときに、無意識のうちに生じる偏りや誤差のことを**「認知の歪み」**または**「認知バイアス」**と呼びます。

これ自体は、私たちが生きるうえで必要不可欠な脳の働きであり、認知バイアスが生まれるのは、言い換えれば「脳が本来の役割をしっかり果たしている証拠」とも言えます。そのおかげで私たちは日常生活を円滑に送りやすくなるわけですが、ときにダニング＝クルーガー効果やインポスター症候群のように〝自分を客観視できない〟状態を招くこともあるというわけです。

しかし、これらの認知バイアスは完全に矯正不可能なわけではありません。私自身、大きく失敗したあとに周囲から正直なフィードバックをもらい、客観的に自分を見直す時間をとったことで、少しずつ現実に合った自己評価ができるようになりました。

要するに、「自分の能力や自信について正しく評価する」というのは、それほど容易なことではないということです。脳は常に感情や欲求に左右されているため、たとえ同じプレゼンでも、ある日突然「自分は天才かもしれない」と舞い上がったり、翌日には「こんな内容じゃ誰にも評価されない」と絶望したり、コロコロ変わるものなのです。こうした傾向があるからこそ、脳の仕組みを理解し、自信を「生まれつきの資質」ではなく「あとから形成される感情」として捉え直すアプローチが必要になります。

以上のことを踏まえると、自分の能力を正しく評価し、本当の自信を身につけるためには、まず、脳がどのような性質を持つ臓器であり、どのように働くことで、結果的にやる気や自信が生まれてくるのかを正しく理解する必要があるのではないでしょうか。

「自信満々に見える人」は何をしているのか？

皆さんの周りにも、何をするにも堂々としていて、周囲の目をあまり気にしていないような人がいるかもしれません。実際のところ、自信満々に見える人は生まれながらの特殊な才能を持っているわけではなく、ただ自分なりの基準を明確にし、その行動を積み重ねているだけという場合が多いのです。自分にとって〝どんなときに達成感が得られるのか〟を知り、それを着実に実行していく過程で、脳が「できた」「やれた」と評価を上書きしてくれるのです。こうして〝あと付け〟の自信が少しずつ育っていくわけです。

私自身も、あの日のプレゼン失敗を機に、実は「質疑応答に対する準備が足りない」という基本的なところが原因だったと気づき、次の機会には質疑を想定した練習を徹底的に積みました。その結果、「まあこれだけやったのだから、たとえ失敗してもベストは尽くした」と思える程度には自信を持って挑めるようになったのです。

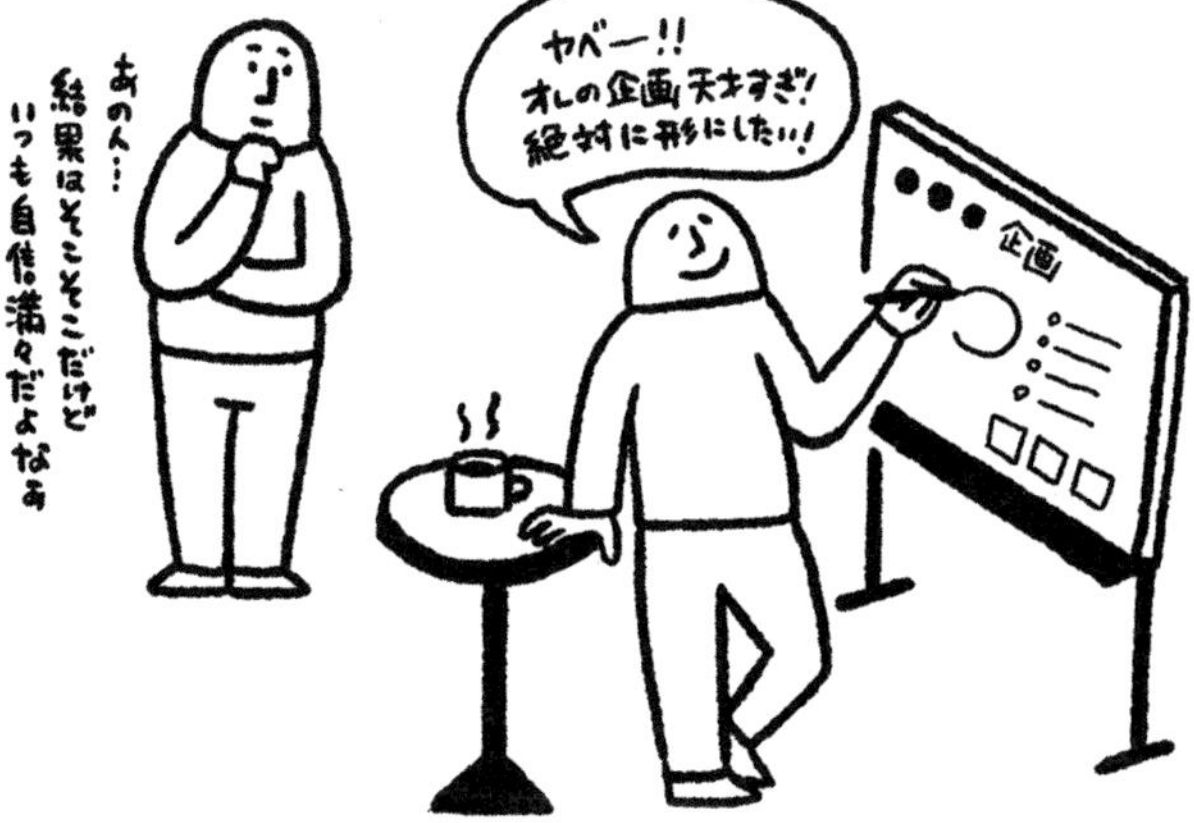
ヤベー!!
オレの企画天才すぎ!
絶対に形にしたい!!
企画
あの人…
結果はそこそこだけど
いつも自信満々だよなぁ

結果によらず自信を持てるならそれが最高だ。

　ここで強調したいのは、他者との比較や承認欲求にあまり振り回されず、自分で決めた目標の達成感そのものを楽しむことが、いかに自信形成にとって大きな意味を持つかという点です。**【第1の方法：他者比較をやめる】**

　自分が「これをやりたい」「ここまで成し遂げたい」と決めて取り組む人は、たとえ周囲からの評価が芳しくなくても、行動を続けるモチベーションを失いにくくなります。逆に「もっと褒められたい」「もっと認められたい」と思うあまり行動が他人任せになると、ほんの些細な批判で心が折れてしまうことも多いのです。周りの状況や評価ではなく、自分が設定した価値基準に基づき、行動そのものを楽しむ――この姿勢が、のちのち「やっぱり自分にもできる」という安定した自己評価へとつながっていくのだと言えます。

つまり、自信は先に用意しなければならないものではなく、行動と結果から自然と生じる〝錯覚〟なのだという考え方が重要になってきます。

もちろん、その錯覚を過大評価に向かわせるダニング＝クルーガー効果や、過小評価に陥らせるインポスター症候群に揺さぶられることもあるでしょう。けれど、そのような認知バイアスが完全に消えることはなくても、歪んだ部分を自覚したうえで日々行動を重ねることで、より実情に即した自己評価を構築できるのです。

なぜ脳は自分のこととなると正確に把握できなくなるのか？

ダニング＝クルーガー効果にせよインポスター症候群にせよ、「自分のことを正しく評価できていない状態」だと言えます。では、なぜ私たちの脳は、自分に関する評価となると正確な判断ができなくなってしまうのでしょうか。

ここには、いくつかの要因が考えられます。

① 感情バイアス

自分に対しては「よく見られたい」「嫌われたくない」「失敗を認めたくない」といった感情が強く働くため、冷静な判断が難しくなります。

②　社会的報酬系の影響

他者から褒められたい、認められたいという欲求や、不安・嫉妬などの感情が絡まることで、客観的な自己評価が歪んでしまいます。

③　認知負荷の問題

脳は限られた情報処理能力しか持たないなかで、膨大な「自分」に関するデータ（性格、能力、欠点、過去の成功や失敗など）を管理しなければならないため、ときに正確な処理が追いつかず、単純化（過大評価や過小評価）を行ってしまいます。

④　自己防衛機能

人には誰しも心を傷つけないようにする防衛機制が備わっています。現実を受け入れるのが辛い場合、能力不足を認めずに過剰に自信を持ったり、反対に「自分なんて大したことない」と先回りして自分を低く見積もったりして、自我を守ろうとするのです。

このように、脳は自分自身を認識する際には感情や欲求が深く絡み合い、第三者を評価するときのように簡単に客観視できない仕組みになっています。「自分を正しく評価する」ということは、多くの人が思っている以上に難しい作業なのです。

しかし、その根底にある認知バイアスは、私たちが効率的に思考するための〝脳の標準装備〟とも言えます。大切なのは、「歪み」があることを自覚し、それを少しずつ矯正しながら自分の認識をアップデートしていく姿勢です。**【第6の方法：「思い込み」を知ってバイアスを活用する】**

自信はあとからついてくる～行動が先、評価はあと～

自信を先に手に入れようとするアプローチでは、しばしば小手先のテクニックや〝虚勢を張る〟ような手段に頼りがちです。しかし、それらは長期的には逆効果になり得ます。なぜなら、一瞬の高揚感が薄れたとき、もっと強い称賛を求めたり、逆にちょっとした批判で心が大きく揺れ動いたりするからです。

本書で伝えたいのは、「自信なんて最初からなくて当たり前」という考え方です。むしろ、自信がないままでも動き出してみること。その行動が成果を生み、皆さんが「やればできるじゃないか」と実感できる瞬間を重ねていく。それこそが、脳の仕組みを活かして本質的な自信を積み上げる方法なのです。

行動と結果、そこに生まれる〝あと付け〟の感情としての自信――ダニング＝クルーガー効果やインポスター症候群など、脳が抱える誤認の仕組みをうまく理解すれば、見せかけの自信に振り回されなくなるだけでなく、本質的な意味で「ぶれない自信」を手に入れることができます。たとえ認知バイアスが完全に消えることはなくても、〝歪み〟を意識しながら行動と学習を重ねることで、より現実に合った自己評価を手にすることは十分に可能なのです。

本書の目的と読み進め方

本書では、その「行動→結果→評価」の好循環をどう作り、どう維持していくのかを脳科学や心理学の観点から探っていきます。具体的には、脳がどのようにやる気を生み出し、どのような仕組みで不安を増幅させたり、逆にやる気を削いだりするのかを掘り下げます。

私自身、長年にわたる研究と実体験の中で、「自信はあとからついてくる」という先生の言葉が実は脳の原理にかなっていると確信しました。もし今、「自分は自信なんか全くない」「堂々としている人が羨ましい」という思いがあるとしたら、どうか肩の力を抜いて読み進めてみてください。周りからの評価に振り回されずに、自信という〝錯覚〟を上手に育む手がかりを一緒に見つけていきましょう。

結論として、自信は〝強がり〟や〝生まれつき〟ではなく、「行動の積み重ね」であとから育てていける感情です。

これから先の章で、そのステップをさらに詳しくご紹介していきますので、ぜひ皆さんの「最初の一歩」を後押しするガイドとして活用していただければ幸いです。

コラム1

「自信」という言葉の曖昧さ

本書では「自信」について掘り下げていきますが、実はこの言葉は実に曖昧です。似た言葉に、「自尊心」や「自己肯定感」、「プライド」などが挙げられますが、その境界は明確ではありません。

そもそもの話をすると、自信というのは「自己評価」という大きな枠組みの中のひとつの要素と考えられる場合が多いです（ただし、文脈によって異なる枠組みで捉えられることもあります）。

この自己評価は、一般的に「自尊感情（self-esteem）」と「自己効力感（self-efficacy）」という2つの次元に分類されることが多いとされています。ひとつ目の「自尊感情」は、「自分が価値のある存在だと思えるか」という評価です。もうひとつの自己効力感は、「自分の能力をどの程度うまく発揮できると信じているか」を表します。

日常では、両者とも単に「自信」とまとめて用いられるため、私たちも混乱しがちです。このコラムでは、この「自信」という言葉をめぐる誤解や混同を整理し、「そもそも自己評価とは何なのか？」を考えてみましょう。自信がなくて落ち込んでいる方にも、逆に「自信ありすぎ」と言われて戸惑う方にも、何かのヒントになれば幸いです。

「自信」という言葉が生む誤解あれこれ

「自信のほどはいかがですか？」と聞かれて即答できる人は、どのくらいいるでしょう。私自身、「うーん、今日はネクタイをちゃんと結べた自信ならあるけれど……」と思ったり、「子ども相手なら勝てるかも」など意味不明な答えが口をついて出たりしてしまいます。

日常で使う「自信」は、単に「できそうな気がする」という確信を指す場合もあれば、「自分は価値ある存在だ」という感情を指す場合もあります。さらに「絶対に勝てる！」という強烈な思い込みまで、意味合いが広範囲にわたります。つまり同じ「自信」でも、用いる文脈によって全く違うものになっているということです。

たとえば、プレゼンテーションに関する自信は「資料の準備や練習をしたからうまくいきそう」という能力に対する評価の確信でしょう。けれども、「私は人間として価値がある」という感覚は、プレゼンの結果には通常大きく左右されないと考えられていますす（特定の状況では影響を受ける場合もありますが）。いずれにせよ、これらを混同してしまうと、自信を失ったり、逆に過信してしまう落とし穴にハマったりする可能性があります。

加えて、「自信」は周囲の評価や雰囲気にも影響されがちです。ポジティブな声援を受けて気力が高まることもあれば、批判を浴びて落ち込むこともあります。過去の成功体験や失敗経験も、自信の「度合い」を左右します。こうした背景を踏まえると、自信は単なる思考パターンだけでなく、人生経験や対人関係の積み重ねでも育まれると言えます。

脳科学の観点では、他者からの肯定的なフィードバックを受けると「報酬回路」と呼ばれる脳のネットワーク（主に腹側被蓋野や側坐核など）が活性化し、ドーパミンの分泌が高まることがわかっています。このドーパミンは〝やる気〟や〝達成感〟をもたらし、次の挑戦に踏み出しやすくしてくれるホルモンです。一方、否定的な評価を受けると、扁桃体が過度に反応して不安や恐れが強まる場合もあります。こうした神経メカニズムから見ても、自信は人との関わりや過去の成功・否定体験の影響を大きく受けるものと言えるでしょう。

自己評価を分類してみる

そこで、「自己評価（self-evaluation）」という大きな枠組みに注目してみましょう。自己評価とは、自分の存在や行動、性格、能力をどう価値づけるかということです。多くの人は「自分は大丈夫だろうか」とか「私、けっこう有能かも」といった形で、日常的に自分を評価する傾向があると考えられています。

この自己評価には、主に次の2つの次元があります。

1・価値（自己の尊厳や尊重感）

「私はここにいていい」「自分には価値がある」といった存在そのものへの肯定感をどう感じるかです。ここには自尊感情や自己肯定感、自己愛などが含まれます。

2・能力（行動遂行・達成可能性）

「この試合で勝てるかもしれない」「この勉強量なら合格できそうだ」という、パフォーマンスやスキルに対する確信度です。ここには自己効力感や一般的な意味での「自信」が該当します。

しばしば両者が混ざって「自信」と呼ばれるため、「本当は自分に価値があると信じたいのに、何もできないと思うと自己否定してしまう」という混乱が起きがちです。

実際、仕事で失敗して「自分には価値がない」と落ち込んだときも、冷静に見れば単なる能力面の不調かもしれません。他者から「プレゼンをもっと工夫してみよう」と建設的なアドバイスをもらったとしても、「自分の人格を否定された」と感じる必要はないのです。「これは能力面の指摘」「ここは自分の存在価値とは無関係」といった仕分けができるだけでも、心が軽くなります。

「自尊感情」とは何か

「自己肯定感」や「プライド」という言葉を耳にしない日はないほどですが、厳密には異なるニュアンスを持つ場合があるとはいえ、これらは「自尊感情」と類似した意味で語られることが多くあります。これは「自分を大切な存在だと思えるか」という感情面を強調した概念です。

「何もできないから自尊感情を持てない」と思う方もいますが、実際には何かができるかどうかということと自尊感情は必ずしも直結しません。勉強やスポーツの成果にかかわらず、「存在そのものに価値がある」という感覚こそが、自尊感情の軸なのです。

外から見ると「すごい才能を持っていそう」な人でも、内面では「期待に応えられなかったらどうしよう」「もっと頑張らないと」という不安や責任感で、実は自尊感情が高くないケースがあります。こうした事例は、「客観的な能力の高さ」と「自己の存在価値への肯定感」が必ずしも一致しないことを示しています。

「自己効力感」とは何か

もうひとつの軸、「自己効力感（ｓｅｌｆ－ｅｆｆｉｃａｃｙ）」はアメリカの心理学者アルバート・バンデューラによって提唱された概念です。これは「ある課題をうまく遂行できるかどうか」の確信度を指します。

日常で「自信ある？」と問われるときの多くは、こちらの自己効力感のニュアンスが主でしょう。自尊感情が高いからといって、必ずしも何でもできるとは限りませんし、逆に自尊感情が低くても特定の分野だけは「自分に任せろ」と思える人もいます。要は「自分が得意な領域」では高い自己効力感が育ちやすく、そうでない領域では「自信がない」と感じるわけです。

脳科学的には、新たな課題に挑戦し成功すると、前頭前野（特に背外側前頭前皮質）を中心とするネットワークが「達成感」を記憶しやすくなると考えられています。成功体験を繰り返すと、この前頭前野が報酬回路と強く連結し、次の挑戦に前向きになれるというわけです。これが「自己効力感」の土台を形成する神経メカニズムの一部だと推察されています。

自己愛とプライドの過剰肥大

「自分は何でもできる」「もっと称賛されるべきだ」と考える人がいます。これは単なる自信というより、自己愛（ｎａｒｃｉｓｓｉｓｍ）の過剰やプライド（ｐｒｉｄｅ）の肥大かもしれません。社会的な対人関係では、こうした態度が摩擦を起こしやすく、周囲から敬遠されることもあります。

健全な自己愛は「自分の限界を理解しつつ大切にする」ことであり、他者を軽視してまで自分を高めようとするのは不健全な自己愛の表れです。一見「強い自信」に見えても、実際は単なるナルシシズムの発露かもしれないので注意が必要です。

自分を責めすぎる「エセ謙虚」

反対に、「私なんて全然ダメなんです」と過剰に卑下してしまう人もいます。日本文化では謙虚が美徳とされますが、行きすぎると自尊感情や自己効力感を傷つける恐れがあります。

実は内心で「私は価値がない」と思い込み、負のスパイラルにハマっている場合も珍しくありません。「私なんて大したことない」という言葉で周囲からの批判や嫉妬を避けようとする心理的な防衛メカニズムであるとも考えられますが、結果的に自分が本当に望む成果から遠ざかってしまう可能性があります。

「自信」の正体を知るために

ここまで見てきたように、「自信」とは多面的かつ曖昧なものです。ですから、まず「何の自信なのか」を区別することが大切です。

・自分という人間の価値を信じる自信
・特定の課題に取り組む能力を信じる自信

・他人より優位に立ちたいという優越感

・失敗しても自分を好きでいられる安心感

たとえば職場で「もっと自信を持ちなさい」と言われても、何を高めればいいのかわからなければすれ違いが起きやすいでしょう。子育ての場面でも同様で、「何に対して自信を持つのか」を具体的に伝えなければ、子どもは混乱してしまいます。漠然とした「自信を持て」という言葉ではなく、「この点を伸ばせば、もっと良くなるよ」と示してあげるほうが効果的です。

自己評価を健全に育むためのヒント

1・何の自信かを明確化する

「自分には何の自信が足りないのか？」を具体的に考えるだけでも気持ちは整理できます。

・プレゼンがうまくいくかどうか→準備や練習を増やす

・人間としての価値を感じたい→成功や失敗とは別軸で「自分を受け入れる」習慣を作る

自分に必要なのは「能力面の自信」か「存在価値に対する自信」か。それがわかるだけでも、自分がどこを強化すればいいのかが見えてきます。

2・自尊感情は成果や失敗で大きく変わらない

自分の存在を肯定する感情（自尊感情）は、日々の成功や失敗で大きく変動することは少ないとされています。失敗して落ち込んでも、それは自己効力感への影響にとどまる場合が多いでしょう。長期的な成功や挫折の積み重ねに影響を受ける場合もありますが、大切なのは、浮き沈みの中でも「私はここにいてもいい」と思える底流を持つことです。これが自尊感情という〝土台〟の安定につながります。

3・小さな成功を積み重ねる

自己効力感を高めるには「成功体験」の積み重ねが有効です。大きすぎる目標で挫折するより、小さな目標をクリアするほうが「やればできる」という実感を得やすいのです。そうした体験は行動範囲を広げるきっかけにもなります。

脳の可塑性《かそせい》という観点からも、反復練習や段階的成功を積むことで、関連する神経回路が強化されると考えられています。学習や運動を繰り返すと、シナプス結合が変化して〝できる〟感覚がより定着しやすくなるのです。

4・他者や「過去の自分」と比較しすぎない

競争や比較はときにモチベーションになりますが、行きすぎると「勝ったら価値がある」「負けたら価値がない」と結びつけてしまいがちです。自分が本当に成長したいことに集中するためにも、他者比較にはほどほどの距離感が必要です。

自分をいたわる姿勢を持つ――セルフ・コンパッション、自己受容、自己尊重

さらに、「セルフ・コンパッション（Self-Compassion／自己慈悲）」という考え方があります。これは、失敗や苦難に直面したときに「誰だって失敗することもある」「これは学びの良い機会だ」と自分を優しく受け止める姿勢です。これが身につくと、自信を過度に失わずにいられます。

「自己受容（Self-Acceptance）」も覚えておきたい概念です。自己肯定感に近いものの、「短所も含めて自分を受け入れる」点をより強調します。望みどおりにならない自分を否定せず認めることで、自己評価の安定に役立ちます。また、「自己尊重（Self-Respect）」は自尊感情とほぼ重なる一方、「自分や他者を尊重する倫理的態度」という面を含むのが特徴です。

「自信」にもう少し優しくなるために

「自信を持てば何でもうまくいく」という言葉は魅力的に聞こえますが、誤解を生む可能性もあります。日常で使われる「自信」は、能力・価値・プライド・自己愛などさま

ざまな要素が混在しているからです。しかし、その曖昧さを理解すると「同じ『自信』でもいろいろあるんだ」と気が楽になるかもしれません。

私自身もピアノ演奏の失敗やゼミ発表の惨敗を経験し、痛感したのは「できる・できない」と「自分の価値」は別物だということ。そして「できないなら学べばいい、練習すればいい」という至極シンプルな考え方に気づいたとき、自分を否定しすぎずに済むようになりました。

もちろん、学びには時間や労力、環境の制約などがあるでしょう。ですが、それは能力面での課題であり、あなた自身の存在価値を損なうわけではありません。苦手なら誰かを頼ったり、方法を変えたりする選択肢もあります。そうした試行錯誤の中で「最初は無理だと思っていたけれど、少しずつできるようになってきた」という成功体験が自己効力感を育ててくれます。

何かに挑戦するとき、自分にはどんな「自信」があるかをまずセルフチェックしてみてください。「ここはまだ自信がないけど、存在価値は否定されない」「あっちなら案外いける」というふうに多面的に自分を捉えると、失敗時のダメージを和らげ、期待値を調整しやすくなります。

ある知人は「料理だけは自信があります。何度も失敗しては作り直してきたので、練習すれば食べられるものになると学習した」と言います。一方では「勉強は全然ダメ」

と笑いながらも、「料理で生きていく道があるかも」と冗談めかして語っています。料理が得意でも勉強が苦手でも、それで人格が否定されるわけではないし、「自信がある」と「ない」の両方が同居しても構わないのです。

もし「自信がない……」と落ち込みがちな方は、自分の中に「できること」「これからできるようになりたいこと」を探してみてください。ステップを積み重ねるだけで「自信」はゆっくりと育ちます。

明日からできる3つのこと

1・今日うまくいったことを3つメモする

些細なことで構いません。成功体験やポジティブな出来事を見つけて書き留めることで、「これならできるんだ」という自己効力感の種が育ちます。

脳科学的にも、「よかったこと」を思い出すたびに報酬系が刺激され、ポジティブな認知回路が強化されるとされています。

2・ネガティブなセルフトークに気づいたら「能力の問題か、存在価値の問題か」を分ける

失敗しても「私という人間がダメなんだ」と直結させず、「今回の課題に対する能力

が足りなかった。どう対策しようか」と捉えるだけで、負担が軽くなります。

3・誰かの長所を認め、伝えてみる

自分のことばかり考えるのではなく、他者の良さを素直に認める姿勢を持つと、自分の自信も高まりやすいです。比較による自己否定のループにも陥りにくくなります。

どれも簡単なようで継続は難しいかもしれませんが、少しずつ試してみることで「自信」という言葉の正体が身近に感じられるようになるでしょう。ぜひ今日から取り組んでみてください。

以上が、「自信」という言葉の多面性や混同、そして健全な自己評価の育み方についての簡単なまとめですが、いかがだったでしょうか。

脳科学の視点も踏まえると、小さな成功で報酬回路が強化され、自己効力感が育ち、失敗のネガティブな感情は適切な対処で緩和できるとわかります。今後の日々が、皆さん自身の「自信」をより深く理解する旅路となり、ゆるやかに、しかし着実に心の土台を強くしていく一助となるよう願っています。ぜひ「どんな自信なら、もっと自分らしくいられるか？」を考えながら、新しい一歩を踏み出してみてください。

第1章

脳を知ることが自信への近道

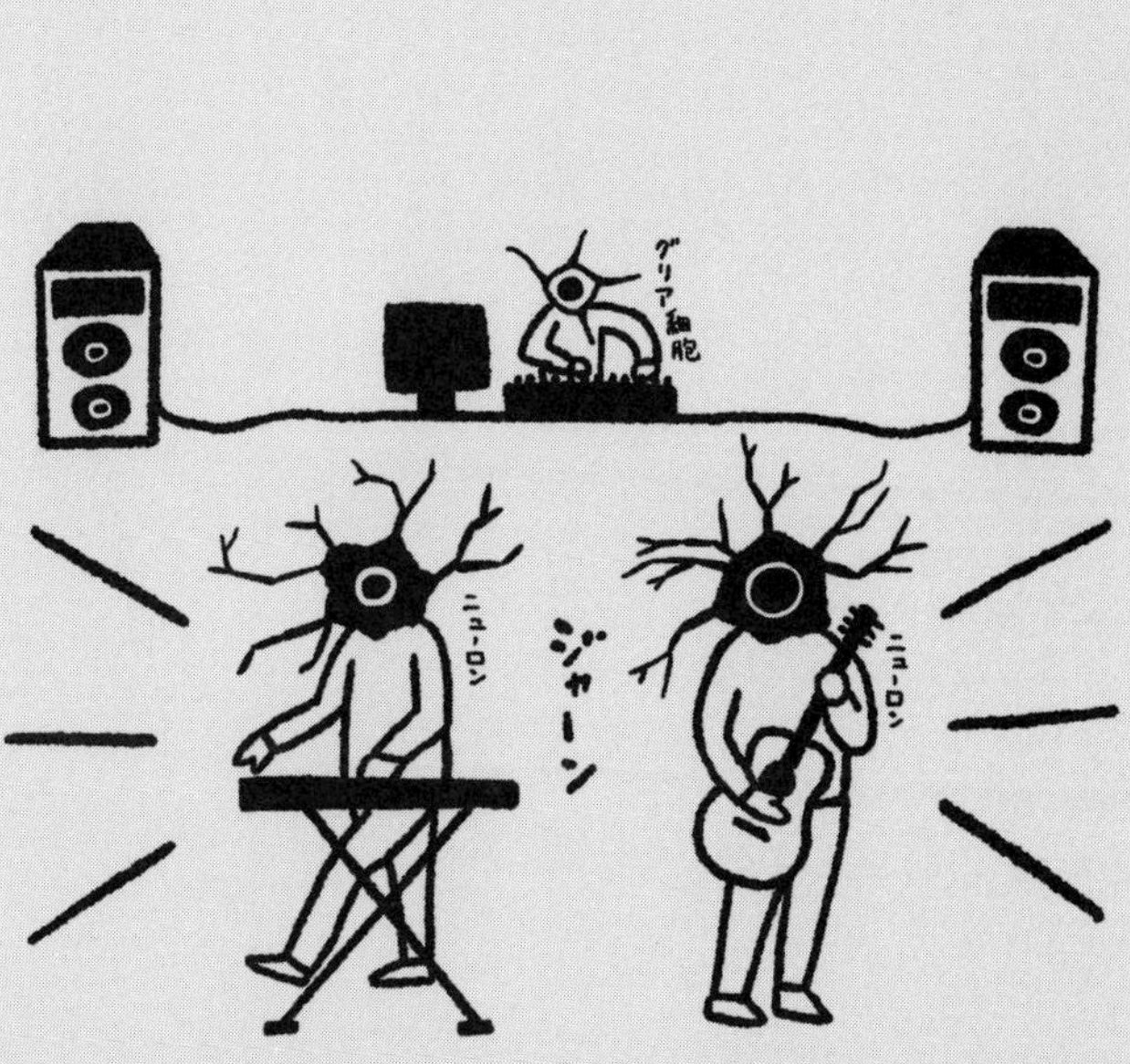

脳の情報伝達の基本的なメカニズム

「自信はあとからついてくる」と言われても、いきなり「行動しろ！」と言われると、なかなか踏み出せない方も多いのではないでしょうか。そんなときに大きな手がかりとなるのが、脳の働きを正しく理解することです。

実は、「やる気」や「集中力」といったものは、私たちの意思や根性だけで生み出されるわけではありません。そこには**ドーパミン**や**セロトニン**、そして**アドレナリン／ノルアドレナリン**といった脳内物質（神経修飾物質）のバランスが深く関わっているのです。

まずは脳のメカニズムを知ることで、「そもそも自信とはどういう状態なのか？」をより具体的にイメージできるようになるでしょう。なお、前作『運のいい人』も併せてお読みいただければより理解が深まるはずです。

◇

脳の中では、ニューロンと呼ばれる細胞たちがたくさんのグリア細胞に囲まれながら、まるで活気に満ちた都会のようにせわしなく働いています。ニューロンは細胞膜とタンパク質でできた細胞体を持ちつつ、樹状突起というアンテナのような突起で情報を受け取り、軸索という長いケーブルの上で電気的な信号を選ぶのです。

グリア細胞は、ニューロンを取り囲み、ニューロンが気持ちよく仕事ができるように、エネルギーを供給したり、老廃物を除去したり、電気的な信号の速さを調節したりするなど、サポート的な役割や脳のメンテナンスを担当しています。

まるで巨大なロックフェス会場のスピーカーから音が飛び交うように、ニューロン同士はシナプスという小さな接続ポイントで、神経伝達物質と呼ばれる化学物質のやりとりを絶え間なく繰り返しています。

また、脳の世界には「広範囲調節系」という、別名〝遅れてやってくる重要人物〟のようなシステムも存在しています。これは神経修飾物質と呼ばれる、ドーパミン・セロトニン・ノルアドレナリンなどを使って脳全体をじわじわとコントロールする仕組みです。なぜ「遅れてやってくる」と言えるのかというと、電気信号のようにパッと届くのではなく、スローペースで全体の空気感を変えていくからです。

この働きにグリア細胞が重要な働きをしていることがわかり始めています。ドーパミンがビシッと働けば、やる気がジワジワと高まって「いける、今日こそ何でもできそうだ」と思わせてくれますし、セロトニンのリズムが整うと「なんだか心も体も落ち着くなあ」という

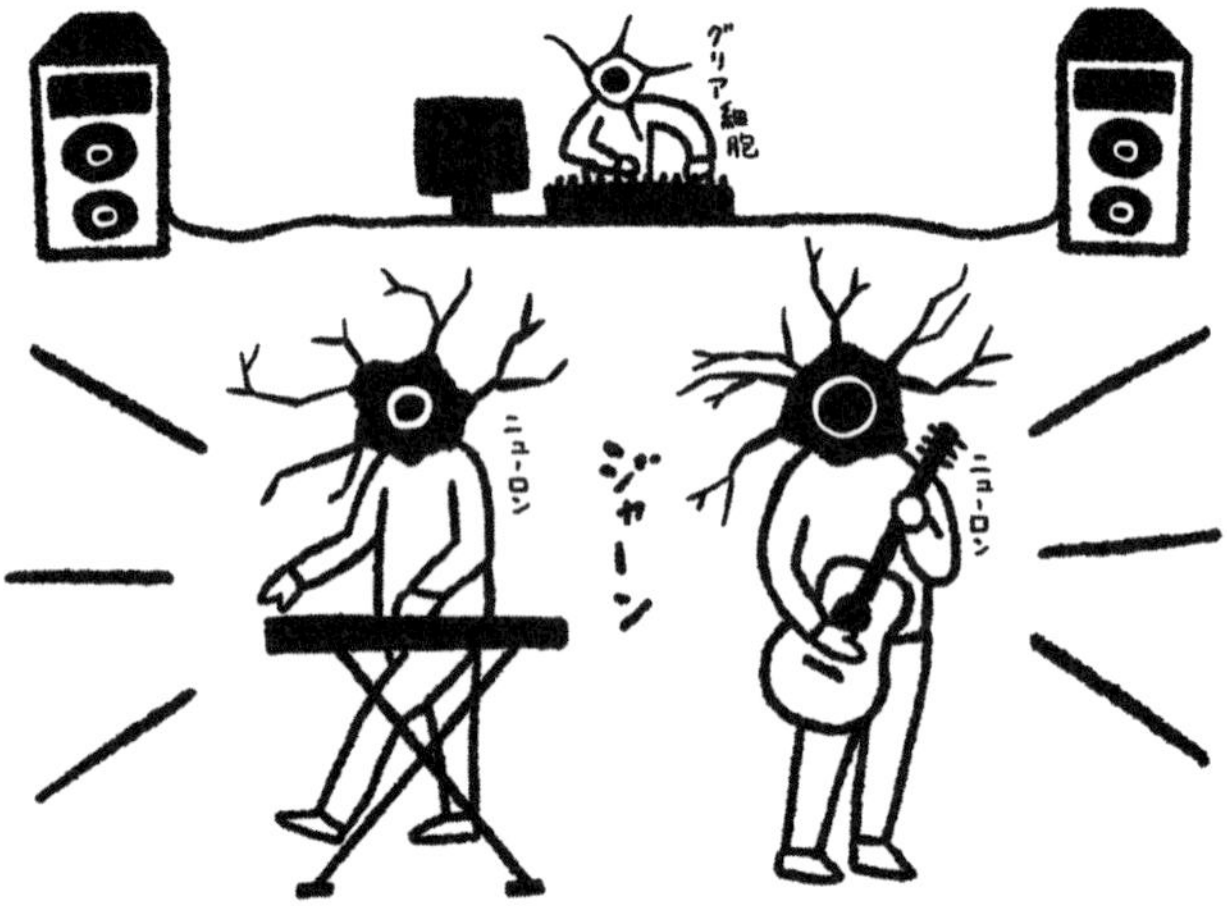

ニューロンがバンドとするなら、グリア細胞は音量や音圧で全体をコントロールするPA（パブリック・アドレス）の役割。

安定感が味わえるのです。ノルアドレナリンは警戒レベルを上げて目をランランとさせてくれたり、ときには必要以上にびくびくさせたりもしますが、ここぞという勝負所でバシッと集中させてくれるのもまた事実です。

こうして脳の中は、リズムやメロディラインで指示を出す電気的なやりとりと、じわじわと音量のボリュームを調節し、雰囲気をコントロールする広範囲調節系が絶妙なハーモニーを奏でています。

こうした2つのシステムがうまく噛み合うことで、私たちの脳は「よし、やってみよう」というやる気や、「まあ大丈夫じゃないか」という自信、そして「ああ、気分が落ち着いたな」という穏やかさを絶妙な加減で生み出しているのです。

重要な働きをする受容体

さて、ニューロンと神経修飾物質たちの大活躍を見届けたところで、もう少し足を踏み入れてみましょう。実は、脳内で繰り広げられるドラマは、化学物質そのものだけでなく、「受容体」といういわば観客席のような存在があってこそ成り立っているのです。

脳内のドーパミンやセロトニンが張り切ってダンスしていても、肝心の受容体が見向きもしなければ、感動は起きません。そこで「受容体」とは何なのか、どんなふうに細胞膜と関係しているのか、まずはこのあたりを見てみたいと思います。

私たちの体を形づくる細胞は、脂質からなる細胞膜で覆われて、細胞の内側と外側を区別しています。まるでシャボン玉のようなイメージです。脳細胞は、内と外とでやりとりすることでその働きをしていますが、細胞膜は脂っぽい塊なので、この境界を通り抜けるのは簡単ではありません。

この細胞膜には「膜タンパク質」と呼ばれる、ちょっと特殊な扉や窓のようなものが埋め込まれています。その代表的なものが「受容体」と呼ばれる構造物で、これが化学物質を受け取ることで、細胞内に信号伝達が生じ、細胞の性質が変わったり、特殊な化学物質が分泌されたり、酵素など別のタンパク質が作られる指令が伝わるのです。
要するに、物質と受容体がガッチリ結びつくことで、細胞の内側に「よし、もっとやる気を高めよう」とか「そろそろ休息モードに切り替えてはどうでしょうか」といった指示が伝わっていくのです。

私たちが普段服用する薬の多くには、この受容体を狙い撃ちするものが多くあります。「脳内物質が結合しやすくしておこう」とか「先回りして阻害しよう」といった形で作用を発揮しているわけです。私たちが頭痛薬を飲んだり、気分を落ち着ける薬を飲んだりするとき、実はこれらの受容体が舞台裏で忙しく対応しているのです。

さらに面白いのは、この受容体たちが環境や状況に合わせて働き方を変えることがあるという事実です。たとえば、ある神経伝達物質があまりに頻繁にやってきて「私を受け取って、受け取って」とドアを叩き続けたとしましょう。すると、受容体は「これはちょっと多すぎるな、過剰サービスになるんじゃないか」と判断して、細胞膜の表面から一時的に姿を消してしまうことがあります。

こうした挙動を専門的には「受容体の内在化」と呼びます。つまり、ずっと外側に顔を出していると刺激が多すぎるから、いったん引っ込んでしまおうというわけです。
逆に、普段はあまりお客さんが来ないのに、突然外部から合図が増え始めたら、「やれや

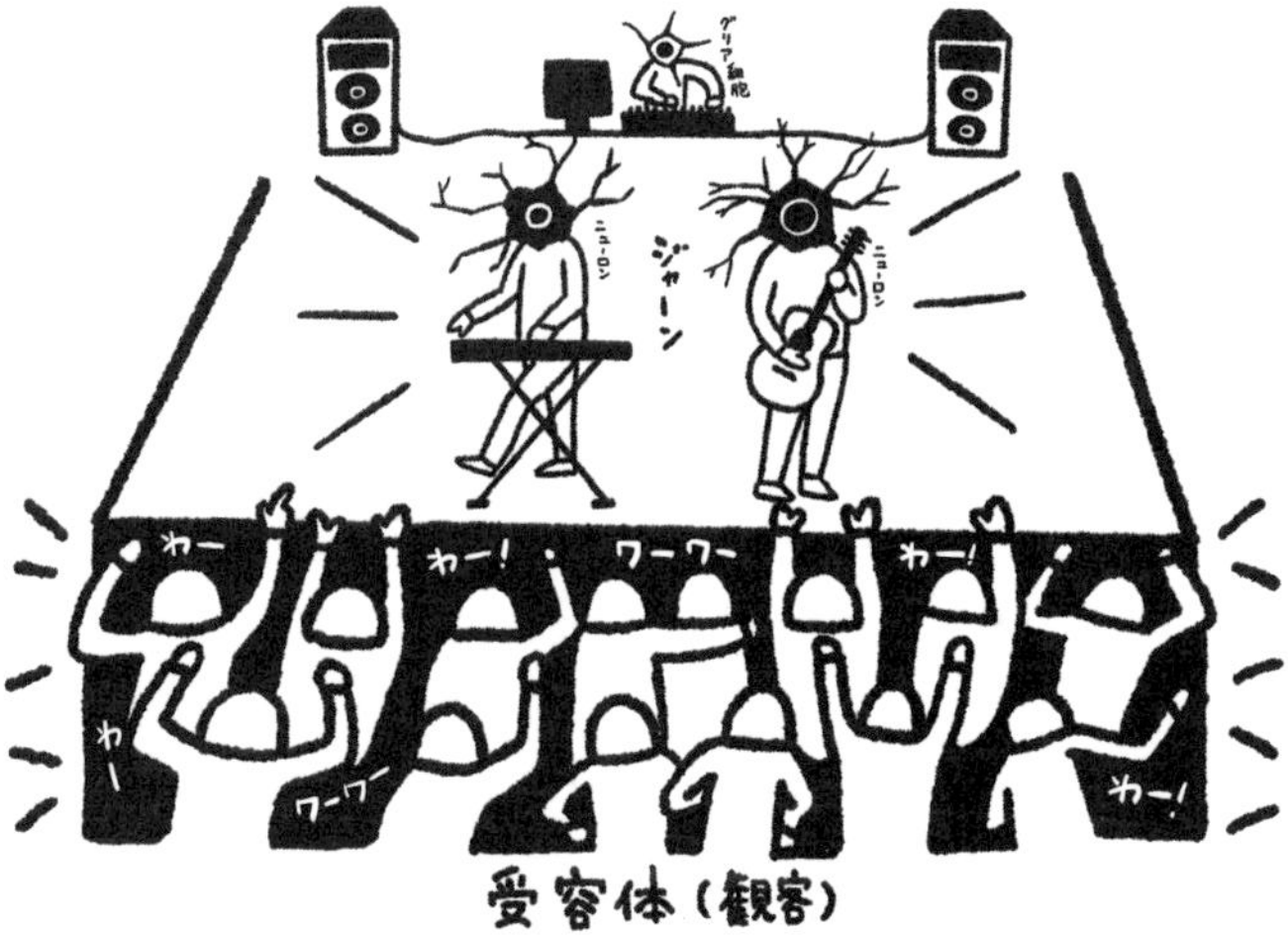

受容体はニューロンたちのライブを聴く観客。あまりにライブが活発すぎると引いてしまう。

れ忙しくなりそうだぞ」と言わんばかりに細胞膜にズラリと受容体を並べることもあります。このように、受容体は細胞膜の表面を出たり入ったりして、外部環境に柔軟に対応しているのです。

ニューロンが派手に電気信号を飛ばし合い、神経修飾物質たちが脳全体をほんわかムードに導いているなかで、受容体は膜タンパク質として最前線に立ち、外部の情報を的確に処理して内側に届けたり、過剰な刺激をシャットアウトしたりします。

こうした連携プレーが脳内で繰り広げられるおかげで、私たちは自然なやる気を感じたり、心が落ち着いたり、ときにはぎらぎらの興奮状態になったりと、さまざまな状態を体験しているのですね。

こう考えると、どうにも忙しく見える脳

ですが、彼らのスマートなやりとりを知ると「なるほど、ちょっとくらい調子に波があってもしょうがないか」と、脳にちょっぴり優しい気持ちになれるのではないでしょうか。

「やる気」「安心」「緊張」を左右する脳内物質

ここまで脳内の細胞や受容体の話を見てきましたが、実際に「自信」や「やる気」を左右するメカニズムをもう少し掘り下げてみましょう。脳の働きが自信に深く関わっていると聞くと、大げさに思えるかもしれませんが、実はこの仕組みを知っておくだけで、「なぜ昨日はめちゃくちゃ元気だったのに、今日になったら全然やる気が起きないのか」という気まぐれっぷりにも納得がいくものです。

私も学生の頃、「よし、今週こそ毎日朝5時に起きて勉強するぞ」と俄然張り切っては、わずか2日で寝坊が復活し、あっという間に「やる気スイッチどこ行った？」と首をかしげることが何度もありました。あの頃は「結局自分には根性が足りないんだな」と落ち込んでいたのですが、実はこれこそ脳内物質のドーパミンが大暴れした末の反動だったと考えると、なんだか肩の荷が下りる気がします。

3種の脳内物質の基本的な働き

脳内物質の中でも「やる気ホルモン」として知られるドーパミンは、何かを達成したときにビシッと放出されるご褒美のような物質です。たとえば新生活が始まる春先、「今年こそ最高のスタートを切るぞ！」とテンションが急上昇しながら、5月あたりに「なんだか面白くないし、頑張る気力が出ない……」と一気に落ち込むケースはありませんか。これは、ドーパミンが高まりすぎて燃料切れを起こし、脳が「ちょっとクールダウンをお願いします」と体に信号を出している状態だと言えます。私も大学入学時、「勉強もバイトもサークルも完璧にやって、毎日がバラ色になるに違いない」と意気込んだ挙句、1か月もしないうちに教科書の山を眺めるだけになった苦い思い出がありますが、振り返れば脳が「そろそろ地に足つけてくださいね」と微妙に冷や水を浴びせてくれていたのかもしれません。

一方でセロトニンは、心身のリズムを整えてくれる調整役です。落ち込んだときにちょっと外へ出て朝日を浴びたり、散歩してみたりすると「なんだかさっきまでの沈んだ気持ちが和らいだな」と感じることはないでしょうか。あれはセロトニンがうまく分泌され、気持ちの浮き沈みをまろやかにしてくれているのです。

見栄を張りすぎて「もっと魅力的に見せなきゃ」と頑張りすぎた結果、ある日突然「本当は大した人間じゃないのに……」と落ち込む人がいますが、それはストレスのせいでセロトニン不足に陥っている可能性もあります。そういうときは、ちょっと肩の力を抜いて、自分の好きなことを淡々とこなすだけでも、じわじわと心が落ち着いてきたりするものです。セロトニンにはそうした安心感を取り戻してくれる不思議な力があるのです。

そしてアドレナリンやノルアドレナリンは、脳が「戦闘モードだ、全力でいけ！」と号令をかけるための物質です。大事な試合やプレゼンの直前に、心臓がドキドキして頭の中が真っ白になる現象を経験したことがある方は多いでしょう。あれこそ、脳が「さあ本番だぞ、集中力を最高にしろ！」と体に指示を送っている証拠です。ただし、これが高まりすぎるとパニックに陥り、頭が混乱して動けなくなるのが困りものです。

私などは、一度プレゼン前のあまりの緊張にトイレから出られなくなり、「今行かなければ本番が始まってしまう」とギリギリのところで飛び出したことがあります。あのとき深呼吸を繰り返して、自分でドキドキを抑えていれば、もう少しゆとりを持って登壇できたかもしれません。

こうしてドーパミン、セロトニン、アドレナリン／ノルアドレナリンといった脳内物質が、それぞれに「やる気」「安心」「緊張」を操っているのです。

	期待と達成感を 生み出す報酬系	心身の安定を支える 調整役	ストレスと興奮の 二面性
脳内物質	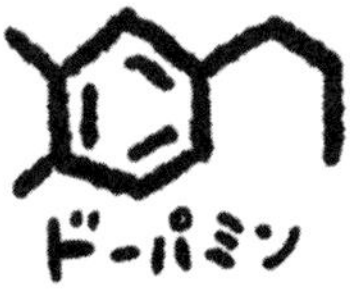 期待と達成感を生み出す報酬系	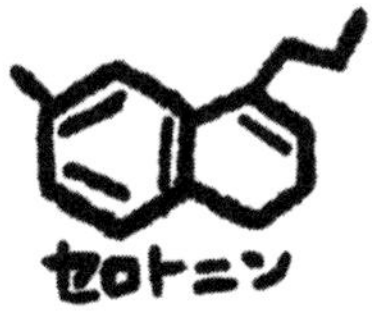 心身の安定を支える調整役	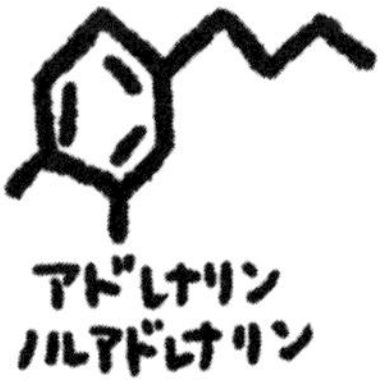 ストレスと興奮の二面性
役割	ドーパミンは「やる気ホルモン」として知られ、何かを達成したときや「面白そう」と感じたときに分泌される、モチベーションの源。	セロトニンはしばしば「幸せホルモン」と呼ばれるが、実際には“幸福感”だけではなく、心身のリズムを司る重要な物質。	アドレナリンやノルアドレナリンは、緊張やプレッシャーを高める“戦闘モード”を呼び起こす物質。
問題点	新生活や新年度は、「頑張るぞ」「最高のスタートを切ろう」といった高い期待でドーパミンが急上昇する。ところが実際の生活にギャップを感じると、ドーパミンが急激に減少し、いわゆる“五月病”状態に落ち込みやすい。	朝日を浴びたり、適度な運動をしたり、よく噛んで食べたりするだけでもセロトニンの分泌が促され、イライラや不安を軽減してくれる。逆に、ストレスを抱え見栄ばかりを張っているとセロトニンのリズムが乱れ、結果的に心身が不安定になりやすい。	適度な緊張は集中力や瞬発力をもたらしますが、過剰になるとパニックや極度の疲労を引き起こすリスクがある。
過剰と不足	この反動自体は、脳が自分を再調整している証拠。無理に頑張り続けるより、生活リズムを整えるなどのセルフケアを取り入れると、脳が回復しやすくなり、再び前向きな状態へ移行しやすくなる。	“不快”を無理に我慢し続けるより、環境や習慣を工夫して心地良さを感じる時間を増やすことが、脳の安定を保ち、自信へつなげる近道だ。	大事なプレゼンや試合のあとには、意識的に体を休ませるルーティン（深呼吸、ストレッチ、瞑想など）を設け、副交感神経を優位にすると良い。これにより、過剰なストレスを和らげ、次の行動にスムーズに移れる。

もちろん、これらは私たちの根性や意志だけでどうにかなるものではありませんが、自分の脳が「なるほど、今はドーパミンが下がっている時期なんだ」とか「アドレナリンが暴走気味だから落ち着こう」といったサインを送っていると知っておくだけでも、必要以上に自分を責めずに済むかもしれません。

自信は先に作っておくのが難しいと感じる方もいらっしゃるでしょうが、脳の仕組みを少し理解してセルフケアに取り組めば、自然と「ちょっとやってみるか」という気持ちが湧いてくるのです。もし今日も「自分には何の取り柄もないんじゃないか」と思ってしまうなら、それは脳が休憩タイムを要求している合図かもしれません。そんなときは深呼吸でもして、自分自身の中にある「やる気ホルモン」の復活を気長に待ってみてください。いつの間にか肩の力が抜けて、自信があとからついてくる瞬間を、私自身何度も味わってきました。そう考えると、脳というのは案外優しい友達なのだと思いますね。

五月病や燃え尽き症候群は脳の正常な反応？

ドーパミンは一気に高まりすぎると「もっともっと！」という欲求を加速させてしまう性質もあるため、いわゆる「過剰適応」という状態が起こりやすくなります。最初は小さな達成感や刺激でも「やった、最高だ」と大きな満足感を得られるのに、ドーパミンが行き過ぎると受容体の数や感度が変化し、元の水準に戻ったときに妙に物足りなく感じてしまうのです。

これは「シーソーゲーム」のようなもので、ドーパミンが急上昇すると、体は「これはちょっとヤバいかも」と判断して受容体を引っ込めたり内在化したりしてしまい、いざドーパミンが下がったときに「あれ、前と同じ量の刺激じゃ全然ワクワクしない」と落ち込みやすくなるわけです。報酬系がもたらすやる気は強力ですが、依存へつながる危うさをはらんでいるのは、その上がり下がりのスケールが大きいからとも言えます。

ですから、「五月病」や「燃え尽き症候群」、さらには「失恋」や「蛙化現象」のように、燃え上がっていた気持ちが落ち込む現象は、脳が燃えすぎたエンジンをクールダウンさせる自然な調整プロセスでもあるのです。もし脳内のドーパミンや受容体がずっと同じ状態を維持できれば苦労はしませんが、実際は刺激の大小に応じてリズムを変え、過剰適応を避けようとシーソーゲームを繰り返しています。

こうしたメカニズムを知っておくと、「今は脳が休もうとしているから、そこまで落ち込む必要もないか」と思いやすくなりますし、逆に「ここで急にやる気が爆発しているのは、受容体がすごく敏感に反応しているんだな」と客観視するきっかけにもなります。

やる気や自信は、どうしてもずっと上がりっぱなしにはできないものですが、その波を受け入れてこそ、本来のポテンシャルを最大限に発揮できるのだと思います。

以上のように、やる気や集中力、自信といったものは、〝単なる性格や根性の問題〟ではなく、脳内物質のバランスや働きによって大きく左右されます。

脳がどのようなときにモチベーションを高め、どのようなサインで休息モードに切り替わるのかを理解することで、無理に〝ガムシャラ〟に頑張った末に挫折するリスクを減らせるのです。逆に、「今はドーパミンが下がっているから落ち込んでいるんだな」と客観視できれば、その落ち込みを深刻に受け止めずに済みますし、「じゃあ今日は早めに寝て、明日またリセットしよう」と思える余裕を持つことができます。

私が社会人になりたての頃、最初は「若手リーダーとして活躍するぞ！」という大きな目標を掲げていました。ところが、慣れない業務や先輩とのコミュニケーションの難しさに直面し、3か月もしないうちに「私には向いていないかも」「仕事が楽しくない」と急激にモチベーションが下がってしまったのです。

当時はただ「自分が弱いからだ」と自己嫌悪に陥っていましたが、今から考えれば、最初に燃え上がっていたドーパミンが一気に減少し、脳が過剰なストレスから体を守るために落ち着こうとしていた結果とも言えます。

その後、休暇をとってしっかり睡眠を確保し、無理に完璧を目指さずに「まずは一つひとつの仕事を丁寧にこなそう」と目標を少し下げたら、徐々にやる気が戻ってきました。

これもまた、ドーパミン受容体が再調整して元に戻ったからだと考えられます。

〝やる気がある状態〟をずっと維持するのではなく、波があることは自然であることを受け入れ、その波をうまく乗りこなすように気持ちを切り替えたいものです。

「幸せホルモン」は本当か？

セロトニンは「幸せホルモン」と紹介されることが多いのですが、実際はただ幸福感を与えるだけの単純な物質ではありません。心身のリズムを整える〝調整役〟として欠かせない存在です。

朝日を浴びながら散歩をしたり、食事をとるときによく噛んだりすると、なぜか気持ちが落ち着く瞬間があるはずです。これはセロトニンの分泌が促されて、イライラや不安を自然と抑えてくれているからだと言われています。一方で、自分に合わないことを無理に続けたり、「やれる自分をアピールしなきゃ」と見栄を張りすぎたりすると、ストレスホルモンが増えてセロトニンのリズムが乱れ、落ち込みやすくなってしまうと言います。もし自分に合わない環境に我慢していると感じるときは、肩の力を抜いて「快い」と思えることを少しずつ増やすと、脳は意外なくらい素直に安定に向かいます。

【第2の方法：心地よさを優先する】

私自身も、頑張りどころがわからなくなって何から手をつけたらいいのかわからないとき、あえて窓を開けて新鮮な空気を吸ったり、軽くストレッチをしたり、寝る時間を確保したりと、生活リズムの基本的な部分を見直すようにしています。それだけで神経がピリピリしていたのが和らぎ、「まあ、まずはこれから始めればいいか」と受け止められるようになる瞬間があるのです。

私たちの脳は、ドーパミンがアクセルを踏み込むならセロトニンはエンジンをクールダウンさせるような働きをしてくれているとも言えます。もちろん、そこにはオキシトシンのような「人とのつながりで増えるホルモン」も関わってくるのですが、少なくともセロトニンは「やる気全開！」と空回りしがちな脳を落ち着かせ、少し穏やかな視点を取り戻すための支えになることは間違いありません。

さらに、朝の散歩を取り入れるなどのシンプルな習慣改善を行ったり、友人やカウンセラーなどの専門家と話しながら自分の状態を整理したりすると、ドーパミンやアドレナリンが暴走していた場合でもブレーキを踏みやすくなります。

セロトニンがしっかり働いていれば、脳は興奮からのクールダウンを受け入れやすくなるからです。「こんなに頑張ったのに、全然ワクワクが続かない」と嘆く前に、一度生活リズムを点検してみるのも悪くありません。その日の最初の光を浴びながら深呼吸をするだけでも、意外なほどセロトニンが整い始めて、落ち込んだ気分がじわじわ回復してくることがあります。

こうした〝少しずつ快い状態に戻す〟工夫が、結局は自分らしいペースで自信を育む近道になるのです。

ストレス、興奮、パフォーマンスの三角関係

ここまでドーパミンやセロトニンについてお話ししてきましたが、もうひとつ忘れてはならないのがアドレナリンとノルアドレナリンです。

これらの物質は、私たちがプレッシャーを感じたときに放出され、いわゆる「闘争か逃走か」を選択するための準備を整えてくれます。心臓がバクバクして呼吸が浅くなるのは「うわ、これヤバいかも！」と体が臨戦態勢に入っている証拠なのです。

そこだけ切り取ると何やら大変そうに見えますが、実は適度なアドレナリンは集中力や瞬発力を高める絶好のガソリンにもなります。たとえば、大事なプレゼン直前に「よし、やっ

てやるぞ」とエネルギーが湧いてきたことはないでしょうか。あの感覚こそが、アドレナリンやノルアドレナリンの恩恵なのです。

ただし、これが暴走すると、まるでアクセルが壊れた車のように突っ走ってしまい、パニックや強烈な疲労感に襲われることがあります。

実際、私もあるとき大事なプレゼンを控えて「とにかく完璧に準備しなきゃ」と寝る間も惜しんで資料を作り込んだ結果、直前に思い切り空回りしてパニックを起こしそうになったことがあります。やりすぎてアドレナリンを盛大に出し続けると、今度は体が強制的に「もう勘弁してくれ」と叫び、神経やホルモンバランスを乱してしまうのです。だからこそ、アドレナリンが高まったあとにはしっかりと副交感神経を優位にし、体を休ませるルーティンを持つことが大切になります。

そういう意味では、セロトニンを整える生活リズムは、アドレナリンやノルアドレナリンが暴走するのを防ぐためにも有効な対策です。私がよくやるのは、プレッシャーがかかりそうな時期こそ普段より早めに寝て、朝のうちにウォーキングをすることです。日の光を浴びながら歩いていると、セロトニンが少しずつ分泌され、どうにか緊張の高まりを和らげるベースを作ってくれているのを感じます。また、ストレッチをしたり、好きなジョークを言い合ったりするのも意外と大きな効果があります。ジョークで笑えば、エンドルフィンやオキシト

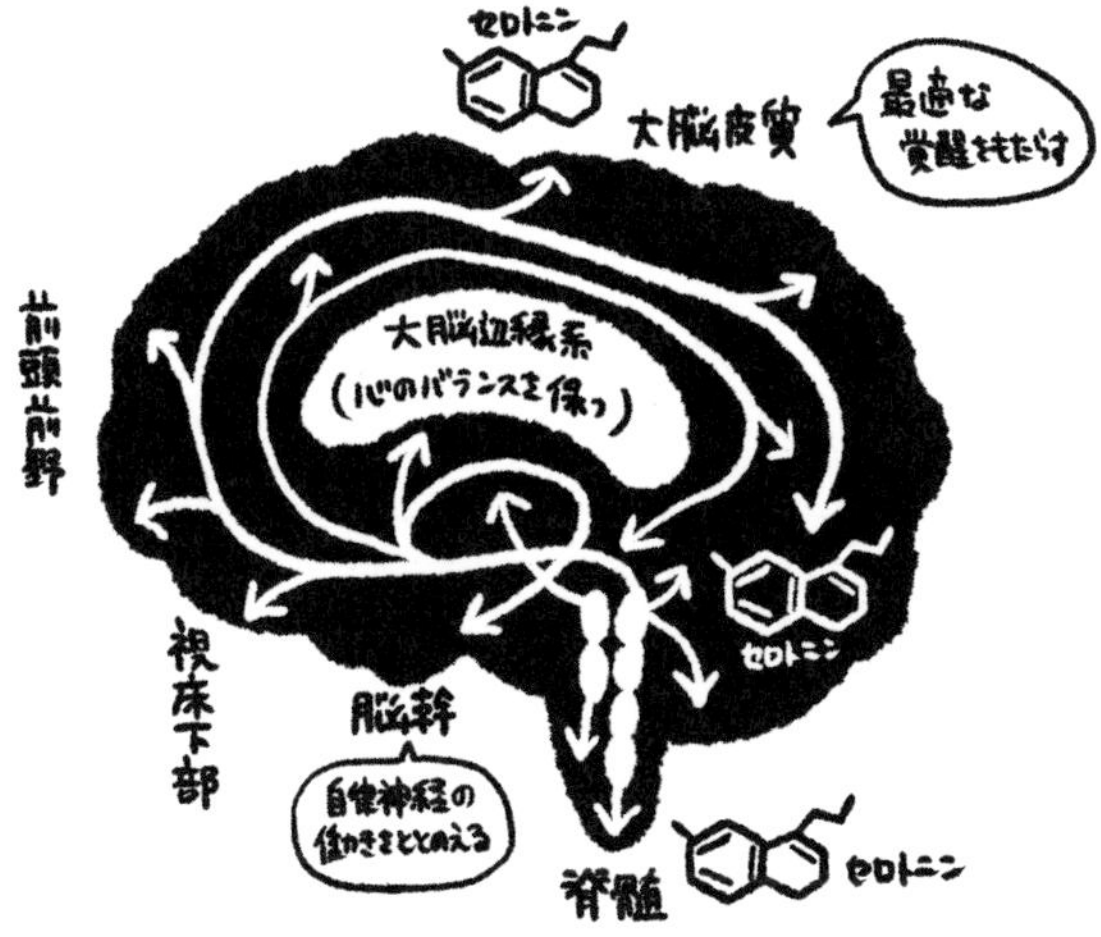

脳のどこがどんな気分を司るか、大雑把でも理解しておく。

シンといったホルモンも増えやすくなるので、心がリラックスして「そこまで深刻じゃないじゃん」と思えるようになるのです。**【第5の方法：ユーモアを優先する】**

さらに、私自身が昔しょっちゅう陥っていた「見栄えを気にしすぎる」クセも、実は脳にはマイナスに働きかねません。完璧に見られたい、評価されたいと考えすぎると、アドレナリン全開で「こんなに頑張ってるのに成果が出なかったらどうしよう」と怯える悪循環にハマりやすいのです。

むしろ「心地よさ」を優先したほうが、セロトニンを中心とした脳の安定感が高まり、結果的に行動を続ける意欲も保ちやすくなります。少し肩の力を抜き、無理のない範囲で好きなことや得意なことを淡々とこなすと、ほどよいアドレナリンの波とセロトニンの安定感が組み合わさって、自然に「もうちょっと頑張れるかも」と思える瞬間がやってくるのです。

つまり、アドレナリンとノルアドレナリンを味方にするためには、これらが高まるシチュエーションを上手にコントロールすると同時に、そのあとのクールダウンの時間をいかに確保するかが重要になります。

セロトニンを整える生活リズムや、ストレス緩和に役立つユーモア、さらには自分に合う心地よい環境を選ぶことが、脳の興奮を和らげて自信を持続させるカギなのです。大切なのは、「緊張は悪いもの」と決めつけるのではなく、適度なスイッチとして活かす方法を覚えることではないでしょうか。自分の心と体の声をきちんと聞きながら、上手にアクセルとブレーキを使い分けられるようになれば、人生のさまざまな場面で自信とパフォーマンスを両立できるようになります。

「自信の好循環」を発生させるには

ここまで、脳内物質が引き起こすやる気や緊張感の〝波〟をどう上手に扱うかを見てきましたが、その波を穏やかにしつつ自信へとつなげるためには、「心地よい」と感じる環境をいかに取り入れるかが大きなカギになります。

脳は、一日の中で何万回も「快／不快」を自動判定していると言われます。どんなに頑張っていても、もしその頑張りが「なんだか居心地が悪い」「本当は無理している」と感じるものであれば、ストレスホルモンがじわじわ増えていき、結果的に自分らしいパフォーマンスを発揮しづらくなってしまいます。

逆に、自分に合ったスタイルや居場所を見つけて「これならなんだか気がラクだな」という状態を少しずつ増やせば、脳の報酬系も働きやすくなり、自然に「もう少しやってみよう」という意欲が湧いてくるのです。

たとえば、職場が合わないと感じるなら、思い切って別のコミュニティを探してみるのもひとつの手です。ボランティアや趣味のサークルなど、複数の活躍の場を持つことで脳内のストレスを分散させることができます。私の知り合いにも、職場ではどうも浮いてしまうと嘆いていた人が、週末のアウトドアサークルでは「あの人は頼りになる」と一目置かれて、見違えるほど生き生きと過ごしていた例があります。自分に合う場所に身を置くと、それまで「自分はダメかも」と思い込んでいた部分も、実は単に〝脳が調整中〟だっただけだと気づけるものです。

また、「見栄えが良いから」と人気アイテムを無理に取り入れて疲弊するより、あえて「自分が快いと思うものを選ぼう」と視点を変えてみるのも効果的です。たとえば、誰もが使っているブランド品を買わずに、自分の感覚にしっくりくる服を見つけたら、意外と「これは心地いい」と感じて出かける回数が増え、日常が少しずつ楽しくなるかもしれません。
もし「自分に合うものがない」と感じたら、いっそ作ってしまうという発想もあります。私の友人は、どこを探しても気に入ったデザインのカバンが見つからず、自分で手縫いで作り始めたところ「これならストレスなく持ち運びできる」と大満足していました。そういった〝手間をかけて自分好みを追求する〟過程こそが、脳の報酬系を健全に刺激し、あとからついてくる自信を育んでくれるのです。

もし今、「期待していたほど頑張れない」「どうもパフォーマンスが下がる」と感じているなら、それは自分が根本的にダメなのではなく、単に脳が過度なストレスに悲鳴を上げている合図かもしれません。大きな目標を立てるより先に、「ちょっと運動する時間を作ろう」「まずはちゃんと寝てみよう」と、睡眠・運動などセロトニンを整える習慣を取り入れるのもいい方法です。高い期待と現実のギャップに苦しんでいるときほど、こうしたベーシックなケアが意外なほど効果を発揮し、脳の調整を手助けしてくれるからです。

そして忘れてはならないのが、ユーモアやリラックスの時間を意識的に設けることです。

誰かと笑い合うときに分泌されるエンドルフィンやオキシトシンは、脳の興奮をやわらげ、視野を広げてくれます。

アイデアが湧かなくて煮詰まったときこそ、あえて冗談を言い合ったり、お気に入りの音楽を聴きながらストレッチしたりすると、不思議と次の行動へのやる気が戻ってくるものです。そうした〝心地よさ〟優先のアプローチが、結果として意外な活力を生むだけでなく、自分らしいペースで進むためのしなやかな自信を築いてくれます。

次章では、こうして培った「自分に合う環境やスタイル」をもとに、不安やプレッシャーにどう対処するかを考えていきたいと思います。脳の仕組みを正しく味方につけると、「自信がないから何もできない」という思い込みを少しずつ覆すきっかけになるでしょう。ぜひ一緒に、具体的な方法を探っていきましょう。

コラム2

「自信」は遺伝子で決まるのか？

まさか家系のせい？　自信家な性格は本当に遺伝するの？

自信というものは、どれほど先天的に決まっているのでしょうか。たとえば「うちはみんな控えめだから」「自信家ばかりの家系だ」などと聞くと、本当に遺伝子が影響しているのか気になります。実は、行動遺伝学や脳科学の研究によると、「自信の土台」には確かに遺伝的な要素があると言われています。しかしそれは「何もかも遺伝で決まる」という話ではありません。生まれも育ちも、さらには偶然の出来事や本人の行動次第で、私たちの自尊心は大きく変わっていくのです。

双子研究が示す、自尊心と遺伝の関係

「自信」と関連の深い概念に「自尊心（self-esteem）」があります。自尊心は「自分を価値ある存在だと思えるか」という感覚のことで、ローゼンバーグの自尊感情尺度などを用いて測定することが多いです。

この自尊心について、世界各地で行われている双子研究の結果を総合すると、30～60％ほどが遺伝の影響と見積もられています。たとえば慶應義塾大学の「KeioT win Study」では、一卵性双生児（ほぼ同じ遺伝情報を持つ）と二卵性双生児（約半分しか遺伝情報を共有しない）の自尊心のスコアを比較すると、一卵性の相関が明らかに高く、顕著な遺伝的影響があるとわかりました。

しかし興味深いのは、この残りの40～70％を占める環境要因の多くが「非共有環境」と呼ばれる、個人特有の体験や出来事だという点です。家族や兄弟姉妹で共有するような家庭環境（しつけや経済状況など）よりも、本人だけが出会う友人関係や学校内外での経験、社会に出てからの職場との相性といった偶発的な要素が大きいことがわかってきたのです。

つまり、遺伝と言っても30～60％ですし、環境と言っても「家族みんな同じ」なものだけではなく、「個人が独自に遭遇する刺激」が大きく影響しているのだと考えられます。この点が自信の不思議さであり、「同じ親に育てられた兄弟なのに、なぜか自信満々な子とそうでない子がいる」現象を説明してくれるわけです。

脳科学的にはどんな仕組みが考えられるのか

脳科学の視点を加えてみると、内側前頭前皮質を始めとする前頭前野の領域が、自己評価や自意識に深く関わっているとされています。さらにドーパミンを分泌する報酬系（側坐核や腹側被蓋野など）の働きも、「自分はやれる」「ここで成功する」といったポジティブな確信度に大きく影響するというのです。

遺伝子は、これらの脳の回路にある受容体の感受性や、神経伝達物質の分泌量などに影響を与える可能性があります。たとえば、生まれつきドーパミンが放出されやすい回路を持っていると、チャレンジのたびに高い報酬感を得やすく、結果として「自分はイケる」と自信を積み上げやすいかもしれません。逆に、不安を司る扁桃体の活動が強いタイプだと、「失敗するかも……」とネガティブに傾きやすいこともあるでしょう。

とはいえ、脳は環境や学習による可塑性を持っています。もともと神経質な傾向があっても、小さな成功体験を積んでいくうちに「やっぱりやってみたら大丈夫だった」という回路が強化され、徐々に自信を育める可能性は十分にあるのです。

「あの子は育ちが良かったから」だけでは説明できない

大学時代の友人に、極端に自信満々な人と、逆に全く自信が持てない人がいました。周囲は「きっと育ちが違うんだよ」「裕福な家庭で褒められて育ったのかもね」などと推測していたのですが、実際にはそう単純でもありませんでした。

いざ話を聞いてみると、自信たっぷりな人の家庭は、特別に甘やかされていたわけでもなければ、親が超ポジティブという感じでもなかったのです。一方で自信が持てない人は、わりと親に大事に育てられたようです。それでも、外の世界で出会った友人や部活動などの経験が、二人の性格や自尊心を大きく分けた可能性があります。さらに言えば、その「外の世界でどんな出来事に遭遇したか」に対して、遺伝子的な気質がどう反応したかも重要でしょう。

脳科学的な面を加味すると、どちらかが「成功体験でドーパミンが出やすい回路を持ち、それが強化された」可能性もありますし、もう一方は「失敗体験で強い不安を感じる回路が活性化され、避ける姿勢を身につけた」かもしれません。要は「環境」も「遺伝」も、単純に片方だけで語り切れない複雑さがあるのです。

遺伝子は安定だけでなく変化ももたらす?

慶應義塾大学の研究によれば、同じ遺伝要因が長期的に自尊心を安定させる一方で、10年後には「新たな遺伝要因が働きだしているかもしれない」という結果が得られました。これは、一見矛盾しているようで実は興味深い示唆です。

脳やホルモンの仕組みを考えると、ライフステージによって遺伝子の発現が変化することは十分あり得ます。思春期や中年期、更年期などのホルモンバランスの大きな変動期に、エピジェネティクス（後天的遺伝子発現調節）の影響で特定の遺伝子の発現パターンが変化することがあります。たとえば、二十歳の頃は極端に臆病だった人が、三十代半ばで職場を転々とするうちに「意外とやれるな」と思い始め、気づけばリーダーのポジションで自信を発揮するようになる……というケースも、こうした遺伝子と環境の相互作用の結果かもしれないのです。

転職で急に自信が芽生えた知人の例

私の知人は、前の会社では「自分なんて平凡」と思い込み、プレゼンや企画で前に出ることを避けていました。ところが転職して新しい環境に入った途端、周囲に「あなたの視点は面白い」「気配りがすごく助かる」と高く評価されるようになり、わずか数か月で表彰を受けるほどになりました。すると彼女の中で「もしかして私、ちゃんとやれる?」という感覚が大きく育ち始めたのです。

もし彼女が、もともと「人一倍細かい点に気づく」といった遺伝的資質を持っていたとしても、前の会社ではその力が評価されなかったのかもしれません。それが環境を変えた途端に花開いたというわけです。脳科学の立場で言えば、報酬系が活性化し、「成功すると快感を得やすい脳内回路」が一気に育った結果、自信がブーストされたとも考えられます。

子育てと自信――親にできること・できないこと

子どもに自信をつけさせたいと願う親御さんは多いでしょう。けれど双子研究の結果を踏まえると、家庭での育て方（共有環境）の影響は思ったほど大きくなく、非共有環境と遺伝の影響が大きいというのが現実です。

たとえば「こんなに褒めて育てたのに、どうして自信がないの？」と思う親はいるかもしれませんが、それは「子どもが外の世界でどんな体験をしてきたのか」や「遺伝子的にどんな気質を持っているのか」によって最終的な自尊心の形成が左右されているからとも考えられます。とはいえ、だからといって親が何もできないわけではなく、「多様な経験のチャンスを与え、失敗しても大丈夫という雰囲気を作る」など、子どもが自信を育てる土台を整えてあげることは大事です。

脳科学的には、子どもが何かに没頭して成功を感じたときのドーパミン分泌が、その後の意欲や自尊心につながるとされています。親や周囲がその瞬間をサポートしてあげるだけで、潜在的な遺伝的要素がポジティブに発揮されやすくなるかもしれません。

遺伝子×環境×行動の三位一体

行動遺伝学が示すのは、「遺伝×共有環境×非共有環境」という大まかな構造ですが、実はさらに「本人の行動」も重要なファクターです。行動を起こさず、経験を増やさなければ、遺伝子が発揮できる才能や気質も眠ったままの可能性が高いからです。

脳は可塑性を持ち続け、行動と経験によってシナプス結合を再編します。もし遺伝子上は自信を抱きやすい特性を持っていても、行動しなければ報酬系が刺激されないままです。その一方で、もともと神経質な人でも、小さな成績アップや他者からの感謝によって達成感を得ると、前頭前野や線条体の回路が強化され、「意外と私、できるんじゃない？」と自信を育むことができるのです。

「遺伝だから無理」は早すぎる結論

よく「うちは遺伝的に運動神経が悪い」「親が自信家じゃないから私も……」と諦めてしまう方がいますが、研究結果や脳の可塑性を考えれば、そんなに簡単に結論づけるのはもったいないことです。遺伝が確かに3〜5割（研究により差あり）を占めるとしても、まだ半分以上は他の要因で補われる余地があるからです。

また、「遺伝子的に自信満々だから」といって安心しすぎても、環境が劇的に変われば一気に自尊心が揺らぐ可能性もあります。人生の中で大きな挫折や人間関係の変化が起きたとき、報酬系ではなく扁桃体や島皮質など「ネガティブ情動」を司る部位が過剰に活性化し、さまざまな自信を根こそぎ奪ってしまうかもしれません。ここにも「人間は遺伝だけでなく環境や行動によって変わりうる」柔軟性が見られます。

安定と変化をもたらす遺伝子

「結局、自信は遺伝子で決まるのか？」という問いに対する結論をまとめましょう。

まず、双子研究や行動遺伝学の知見からは「自尊心の30～60％が遺伝子の影響を受ける」という数字が示されています。これは相当大きいと言えますが、逆に残り40～70％は環境要因であり、とくに家族で共有しない個別の経験が重要視されています。

加えて、脳科学の見地からは、遺伝子が脳の構造や神経伝達物質の基礎的な働きを決める一方、学習や経験によってシナプスが再配線される可塑性があるので、「遺伝がある＝一生固定」ではないということです。また、同じ遺伝子が「安定」に寄与しながらも、人生のある時点では「変化」にも貢献する可能性があります。

要するに、遺伝子は私たちの自信に大きく関わっているものの、その後の行動や環境次第で伸びしろはいくらでもあるし、むしろ思いもよらないタイミングで新しい扉が開くかもしれない、ということです。

まだ見ぬ自分の可能性を信じるために

人間は誰しも、何かしらの遺伝的気質を背負って生まれます。自信が持ちやすいタイプか、臆病になりがちなタイプか、あるいは環境に依存して大きく揺れ動くタイプか。しかし、実際にそれがどこまで発揮されるか、どのような方向に花開くかは、やってみないとわからない部分が多いのです。

行動遺伝学の第一人者である安藤寿康先生も、「何ごとかの才能がある遺伝子配列を持っていても、結局はやってみないとわからない」と強調されています。これは自信にも当てはまります。遺伝的には少し損をしていると思っても、チャレンジや学習、偶然の出会いなどがスイッチを入れる可能性は十分にあります。

そして親や周囲の人ができるのは、「さまざまな経験を促し、失敗を責めすぎないこと」ではないでしょうか。自信が芽生えるためには、脳の報酬系が繰り返し刺激を受ける必要がありますが、それを起動させるにはちょっとした成功体験が不可欠です。子どもが何かでうまくいったときは素直に喜び、そうでないときは「次はどうやったらいいか」を考えさせる。そういう場面が積み重なれば、潜在的な遺伝的資質がプラスに働きやすくなるでしょう。

なぜか自信がある人がやっていること

本書のテーマである「なぜか自信がある人がやっていること」を総合して考えると、「もともとの遺伝的傾向をうまく環境で引き出し、小さな成功を積むことで脳の回路を強化している」という言い方ができます。自信がある人は、一般的に失敗を深刻に捉えすぎず、成功への手がかりを見つけやすい傾向があると考えられています。さらに行動するたびにドーパミンが分泌され、「次もやろう」というモチベーションが生まれる。その好循環の背景に、多少なりとも「ポジティブ思考になりやすい遺伝的基盤」がある場合もあるでしょうし、そうでなくても豊富な成功体験が脳を作り変えてきたケースもあるでしょう。

遺伝に縛られすぎず、変化も諦めない

自信に関する研究から見えてくるのは、遺伝子が確かに私たちの気質を左右するという事実と、でもそれだけでは終わらない柔軟性です。自尊心は一度安定すると大きくは変わりにくいけれど、人生の転機や新たな挑戦でガラリと塗り替えられる可能性も残されています。

もし「自分はどうせ自信なんか持てない」と思っていたとしても、遺伝要因が半分あるからこそ、もう半分は環境と行動で変えられるかもしれません。どんなに臆病な性格でも、意外と別の分野で活躍するタイプだったりしますし、そのきっかけに今まで巡り合っていないだけの可能性もあります。

逆に、「自分は生まれつき自信家だから大丈夫」と思い込むのも危険です。環境が激変すれば、その自尊心が揺らぎ、かえって立ち直りが難しくなるケースもあります。どちらの場合でも、脳の可塑性という視点からすれば、「今の状態が永遠に続くとは限らない」「変わりたければ行動を通じて変われる」と考えることが大切だと思います。

「なぜか自信がある人がやっていること」の背景には、遺伝と環境、そして本人の行動の三位一体があります。ぜひ皆さん自身の潜在的な強みにも注目しながら、日々の行動を続けてみてください。「自信」という不思議な感覚は、意外と小さな一歩を積み重ねるうちに、違った景色を見せてくれるかもしれません。

第2章 不安やプレッシャーとの付き合い方 ～行動が先、自信はあとから

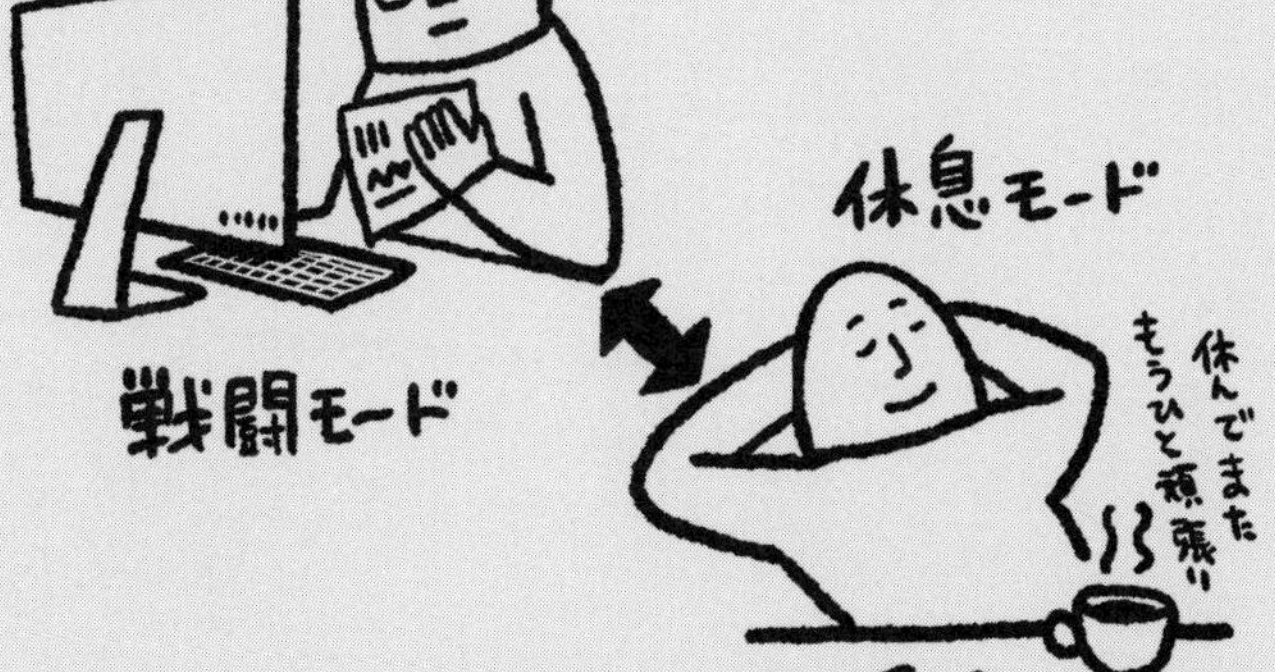
休息モード
戦闘モード
休んでまた
もうひと頑張り

不安な時、脳では何が起こっているか

前章では、脳内物質の仕組みを知ることで〝あとからついてくる自信〟を育む土台を整える大切さを学びました。

しかし、「脳を整えよう」と思っても、私たちの日々には不安やプレッシャーが尽きません。大事な発表や面接、いつもと違う環境に飛び込むときなど、「自信を持って！」と言われても、なかなかそうはいかない……。

実は、不安や緊張感を〝悪者〟と決めつけず、上手に付き合う方法こそが「自信はあとからついてくる」という実感を生むポイントです。この章では、不安やプレッシャーを正面から捉え、行動へとつなげるための具体的な考え方を整理していきましょう。

◇

脳の視点から「不安」を捉えると、その背景には扁桃体や前頭前野、海馬、さらにはセロトニン・GABAといった神経伝達物質やHPA軸（後述）の活性化など、複数の要素が相互に絡み合っていることがわかります。とりわけ、基底核と大脳皮質を結ぶ複雑なループ（「基

底核－大脳皮質ループ」）が不安障害の病態生理に大きく関わっているという数々の研究は、改めて「脳は互いにネットワークを組みながら機能している」という事実を実感させてくれます。

たとえば扁桃体が感情処理の中心で、外界からの脅威を検知する「警報システム」として過剰に反応し、それを本来〝ブレーキ役〟として調整すべき前頭前野がうまく抑制できなければ、不安や恐怖の暴走が起こりやすくなります。さらに、海馬による脅威の評価が不十分だと、過去のトラウマが意識にのぼっただけで「今、ここ」でリアルな脅威が迫っているかのような誤解が生じる可能性もあります。

こうした中枢神経系の構造的・機能的なアンバランスに加え、セロトニンの調整異常、ＧＡＢＡ活性の低下、ＨＰＡ軸の慢性的なストレス応答などが、不安症状を長引かせたり強化したりするのです。

ここで注目したいのが、ＧＡＢＡ（ガンマ―アミノ酪酸）と呼ばれる抑制性の神経伝達物質です。ＧＡＢＡは脳内の神経活動を落ち着かせる〝ブレーキ〟のような役割を持ち、これが十分に働いていれば、扁桃体や前頭前野の興奮を過剰に高めすぎずに抑えてくれます。ところが、不安障害ではＧＡＢＡの受容体機能が低下していたり、ＧＡＢＡ自体の分泌が不足していたりする場合が多いと報告されています。

その結果、扁桃体を始めとする感情回路が暴走しやすくなり、まるでクラクションを鳴らしっぱなしの車のように警報が止まらなくなってしまうのです。リラクゼーション法や深い呼吸、特定の薬物療法（たとえばベンゾジアゼピン系薬）などが不安を軽減するのは、GABAの機能を高めることと密接に関係しているからです。

さらに、HPA軸（視床下部—下垂体—副腎軸）も不安をめぐる重要なプレイヤーです。ストレスを感じると、まず視床下部が「コルチコトロピン放出ホルモン」を分泌し、それが下垂体を刺激して「副腎皮質刺激ホルモン」の放出を促します。副腎皮質刺激ホルモンは副腎を刺激してコルチゾールを分泌させ、体をストレス対応モードへと切り替えます。

通常ならストレス要因が去るとHPA軸は落ち着きを取り戻すのですが、不安障害や慢性的ストレス状態にある人では、このHPA軸が過剰に活性化したままになりがちです。血中コルチゾールが高止まりしていると、心拍数や血圧の上昇だけでなく、脳内の神経伝達物質にも影響を及ぼし、扁桃体や前頭前野のバランスをさらに乱す原因になることがわかっています。

これだけ見ると、不安や恐怖は「脳の仕組み」が大きく関わる、避けられない現象に思えるかもしれません。

しかし、本書のテーマである「あとからついてくる自信」を育むうえでは、こうした脳の機能や仕組みをあらかじめ理解しておくことがむしろプラスに働きます。なぜなら、不安を感じやすいのは「自分の意志が弱いから」などと自己否定するのではなく、「脳内ネットワークの調整がうまくいかなくなると、誰でも不安を強く感じる可能性がある」という客観的な理解につながるからです。

【第３の方法：不安の原因を究明する】

客観視ができれば、「不安があるけど、まあ扁桃体がピコピコと警報を鳴らしているだけだし、ＧＡＢＡやＨＰＡ軸のバランスが崩れているだけかもしれない」と、少し離れた視点で捉えやすくなるわけです。

具体的な対策としては、過剰な交感神経の活性化が続いた場合には深呼吸や瞑想で副交感神経を優位にすること、セロトニンバランスを整えるためにウォーキングなどの運動を日常に組み込むこと、ＧＡＢＡ受容体を活性化させる治療法や適度なリラクセーション法を検討することなど、さまざまな手段があります。

また、ＨＰＡ軸の暴走を鎮めるためにも、質の高い睡眠やストレス軽減の工夫が欠かせません。必要と感じる場合は医療機関に相談し、ＳＳＲＩやカウンセリングなど専門的なサポートを受ける選択肢も視野に入れてみるとよいでしょう。

そして、「不安そのもの」を追い払おうと躍起になるよりも、「不安を抱えたまま、どこかでうまく対処しながら行動してみる」ほうが、脳の報酬系を建設的に刺激しやすいというのもポイントです。自分の不安に対して「これは脳内ネットワークのアンバランスかもしれない」と冷静に捉え直したうえで、少しずつでも行動を重ねていけば、扁桃体が「そこまで大事ではないかも」と学習し、前頭前野との連携を取り戻すきっかけになるかもしれません。

これこそまさに「あとからついてくる自信」を育むサイクルであり、脳が「予想よりうまくいくこともあるんだな」と体験すると、徐々に次の挑戦に向けた意欲が湧きやすくなるのです。

GABAとHPA軸が乱れると、扁桃体を中心とした不安回路が活性化しすぎてしまいますが、それを逆に「行動するエネルギー」へ変えていく道は、確かに存在します。脳の生存戦略をうまく活かし、あえて自分の不安を認めつつ、それを次のステップの原動力に変える――そんなヒントを、これから一緒に見つけていきたいと思います。

〝自信がない〟からこそ行動できることがある

不安や緊張といった感情は、先ほどまでお話ししたように、行動のブレーキになりがちです。しかし、それも視点を変えれば〝初心者の特権〟として活かすことができます。

たとえば、全く未経験の分野に飛び込むとき、脳は「未知だぞ、どうする?」と警戒モードを発動し、強いプレッシャーを感じさせようとします。けれども、最初から完璧にこなす必要はありませんし、失敗するのは当たり前だと思い切ってしまうほうが、逆にストレスを軽減できるのです。

「自信がない」からこそ、「失敗してもしょうがない」と開き直って行動しやすくなる、というメリットもあるのです。たとえば、大きなプレゼンに挑むときに「完璧じゃないといけない」と思い込みすぎると、脳はアドレナリンやノルアドレナリンを必要以上に分泌し、緊張を爆発させてしまいます。

けれど、「とりあえずやってみるか。失敗したらそれが学びになるだけだ」というマインドセットで臨めば、脳の〝闘争か逃走か〟反応もややマイルドに抑えられ、行動へ移しやすくなるはずです。実際、多くのスポーツ選手や起業家が「最初はうまくいくかわからなかったけれど、意外とできちゃった」という経験を語るのも、この「失敗を前提にするからこそ行動しやすい」という原理が働いているからかもしれません。

行動に移すと脳は「おや、やってみたらこういう結果が出たのか」と学習を始め、それを次の行動につなげていきます。たとえば、ＰＤＣＡ（Ｐｌａｎ→Ｄｏ→Ｃｈｅｃｋ→Ａｃｔ）のサイクルを回すことで、「これはうまくいったから、もう少しレベルアップしてみよう」「ここは失敗したけど、次回はこうしよう」というふうに改善点を見つけられます。

完璧を目指すよりも、まずは動き始めることで、脳内の報酬系を味方につけやすくなるわけです。海外のＩＴ業界などでよく言われる「Ｄｏｎｅ ｉｓ ｂｅｔｔｅｒ ｔｈａｎ ｐｅｒｆｅｃｔ（完璧を目指すよりまず終わらせよ）」という言葉も、脳科学的には理にかなっているかもしれません。

経験を積みながら学ぶＯＪＴ（オン・ザ・ジョブ・トレーニング）も同様で、「実際にやってみるからこそ理解が深まる」という仕組みです。私も、まるで高いハードルが目前にあるような不安に押しつぶされそうになったとき、「小さい一歩を踏み出す」ことを意識してみたら、意外とスルッと行動できた経験があります。


前作『運のいい人』でも紹介しましたが、たとえば、どうにも腰が重い企画書づくりなら、まずは見出しだけざっくり書いてみるとか、図表を1つ挿入してみるだけでも脳が「おっ、何かを進めたらしいぞ」と判断し、次の行動へのハードルを下げてくれるのです。「明日は早起きしてやろう」という大きな目標を立てるよりも、「今日は夜更かしをやめて、いつもより30分だけ早めに寝る」くらいの小さなステップのほうが、脳の報酬系にはずっと優しいアプローチなのです。

こうして小さな成功体験を積み重ねるうちに、脳は「やればできるじゃないか」というポ

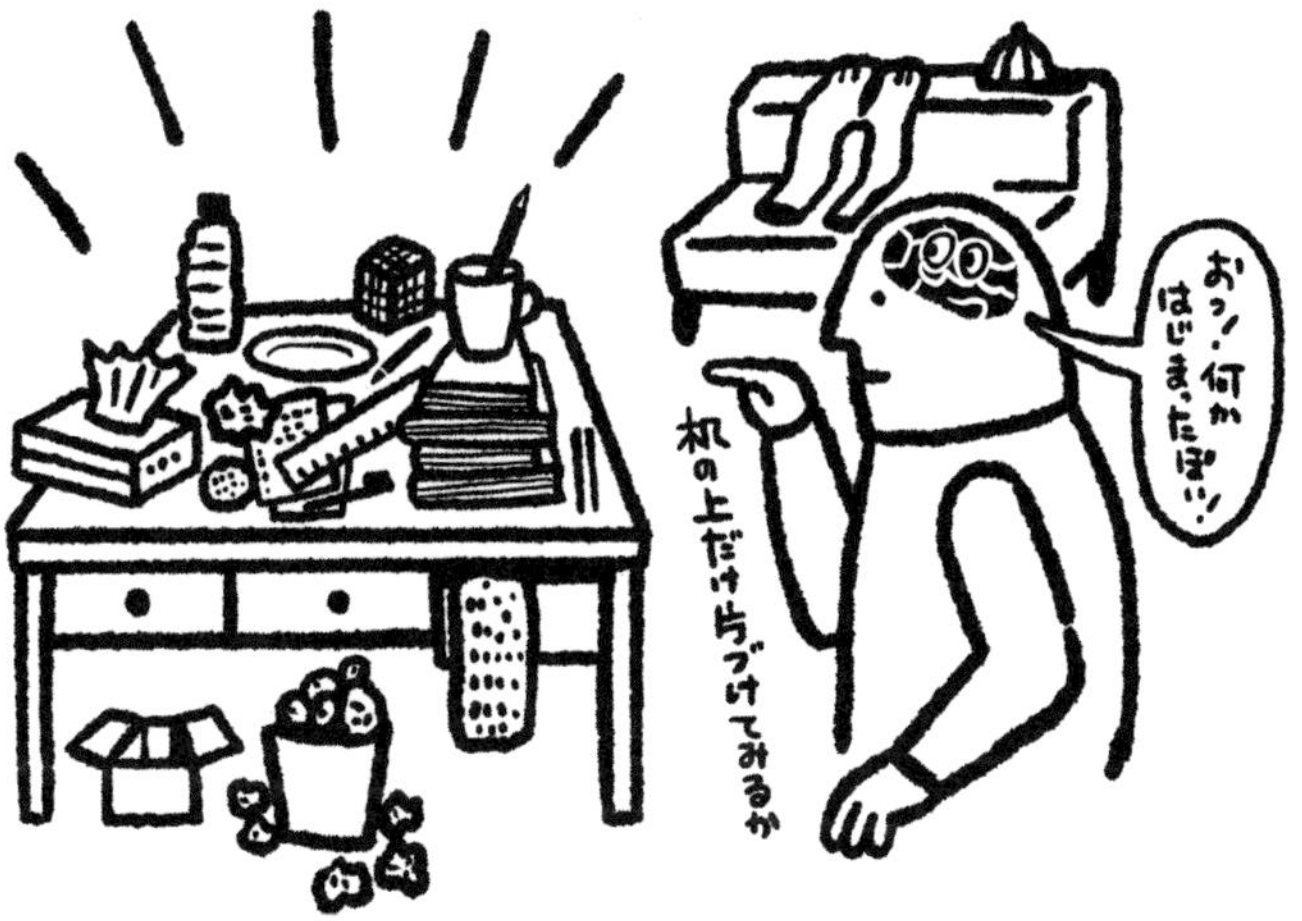
おっ！何か
はじまったぽい！
机の上だけ片づけてみるか

よく言われることだが、ほんの少しでも着手すると脳は勝手に動き出してくれる。

ジティブな評価を上書きしていきます。最初は「いや、私には無理」と思っていたことが、いつの間にか「このくらいならいけそうだな」という感覚に変化します。それがまさに〝あとからついてくる自信〟の正体です。最初の一歩がなかなか踏み出せない人こそ、自分の未熟さを逆手に取って「失敗してもいいや、どうせ初心者だし」という発想で行動を起こすと、脳のストレス反応はぐっと下がるはずです。

たとえ小さなステップからでも構いませんから、どうか「とりあえずやってみる」精神を忘れず、軽やかに一歩を踏み出してみてください。そうした試行錯誤こそが、皆さんの脳に「案外、何とかなるんだね」という経験値を積み重ねさせ、気づけば背中を押してくれる確かな〝あとからついてくる自信〟へとつながっていくはずです。

不安との付き合い方①原因究明

未知のものに対する強い警戒心は、生存本能の視点からすればごく当然の反応です。私たちの脳は「わからない＝危険かもしれない」と判断し、自分を守るために身構えますが、その反応を大きく担っているのが扁桃体です。

扁桃体は脳の奥深く、主に感情や恐怖反応を司る〝辺縁系〟と呼ばれる領域の一部に位置する、小さなアーモンド形の構造です。私たちの五感から入ってくる情報に対し、「これは安全か、それとも危険か」を瞬時に判断して、もし危険だと認識すれば、心拍数や呼吸を急上昇させる〝闘争か逃走か〟モードへ導き、体を防衛態勢に切り替えます。

こうして扁桃体が警報を鳴らすからこそ、私たちは未知のものに慎重になるのです。

とはいえ、実際には〝わからない〟がゆえに大きく膨らんでいる恐怖というのも多いのではないでしょうか。たとえば、人前で話すことを苦手に感じている人が、「何が怖いのか」を改めて具体的に書き出してみたら、思いのほか大した問題ではなかったというケースがあります。たとえば「原稿を落とすかもしれない」「声が聞き取りにくいかもしれない」「スライドの操作を間違えるかもしれない」といった不安を思い浮かべたとしましょう。ところが、こうした要素をひとつずつ検証してみると、

・原稿を落としそうで心配なら、事前にカード形式にして落としても順番がわかるようにする
・声量や滑舌に不安があるなら、マイクの使い方や発声練習に集中する
・スライドの操作ミスが怖いなら、事前に操作をシミュレーションし、バックアップを用意する

など、具体的な対策がいくらでも考えられます。こうして「ぼんやりと怖い」という感情を、少しずつ〝解決可能な課題〟として分解していくと、不思議と恐怖がずっと対処可能に感じられるようになるのです。

このように原因をなるべく細分化してみれば、「ここは対策できる」「ここは割り切ろう」というようにコントロール可能な部分が見えてくるので、扁桃体の過剰反応も抑えられやすくなるのです。

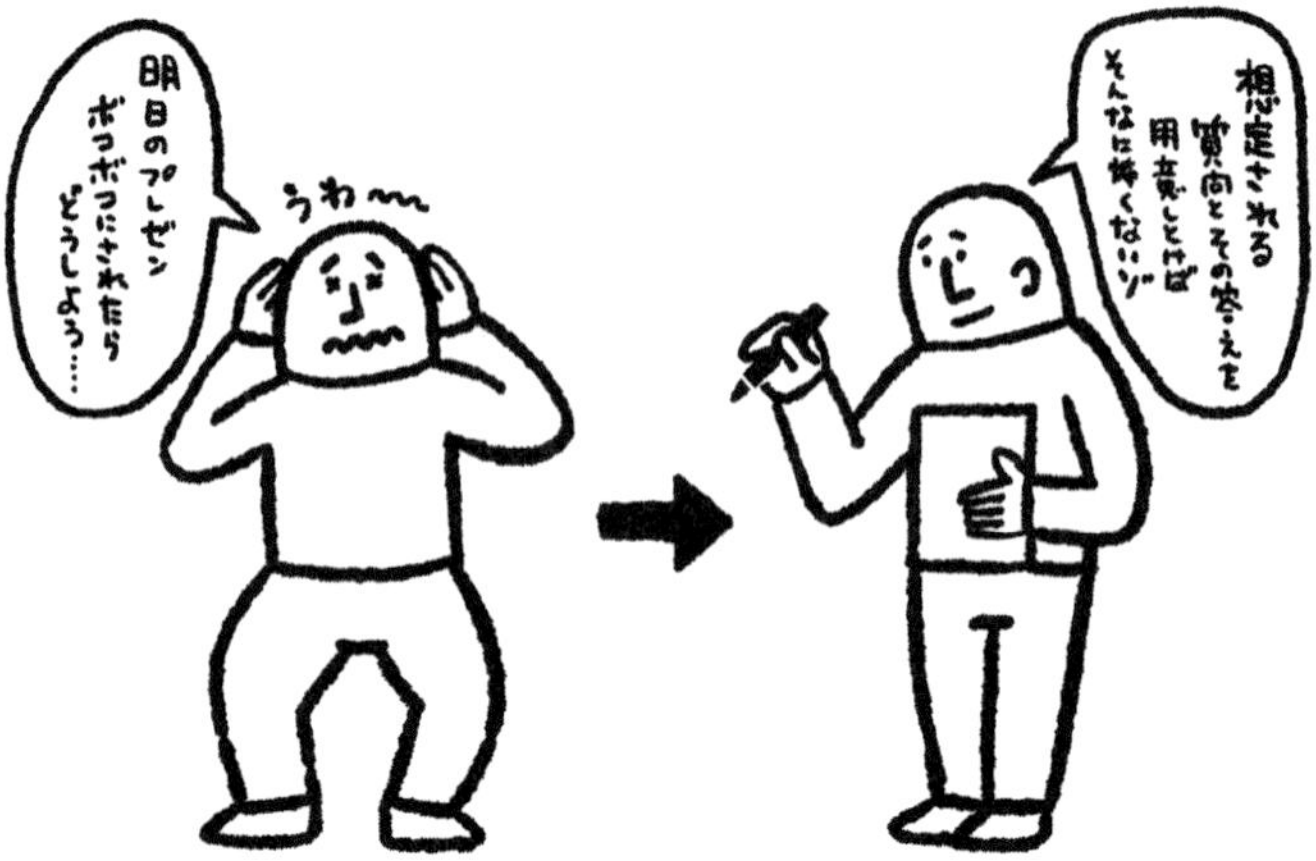
明日のプレゼン
ボコボコにされたら
どうしよう……
うわ〜〜
想定される
質問とその答えを
用意しとけば
そんなに怖くないゾ

これもよく言われる話だが、入念な準備は不安感の解消につながる。

逆に、「原因はわからないけどとにかく不安だ！」と感情だけを爆発させていると、いつまでたっても脳は安心感を得られません。言葉にしにくいモヤモヤ感は、子どもの頃なら泣いたり叫んだりして解消してきたかもしれませんが、大人になってからそれを続けると、周りとの関係性だけでなく自分自身の成長も停滞してしまうかもしれません。実際には「自分はこんなことを怖がっている」「こういうときに居心地の悪さを感じる」と認め、対策を考えるだけで、過剰に警鐘を鳴らしていた扁桃体は「そこまで危険ではないのかもしれない」と学習し、警戒の度合いを緩めてくれます。

また、恐怖の正体が「わからないから危ない気がする」という漠然とした不安の場合、それを「知る・理解する」というアクションだけでも恐怖はずいぶん和らぎます。

人間は関係性のないもの、つまり情報を持っていない対象に対して恐れを抱きがちです。新しい職場や新しい勉強ジャンルに不安を感じるのは、まさに相手をよく知らないからです。ところが、少しずつ情報を集めていくうちに、「あれ、思ったよりハードルは高くないかも」と思えたり、あるいは「これはちょっと合わないから別の道を探そう」と判断できるようになったりもします。

いずれにしても、脳が「未知の相手」と見なすものを一つひとつ理解していけば、勝手に膨らんでいた恐怖は幾分か萎んでいきます。

不安との付き合い方②損失回避

ただし、私たちが抱えている不安には、情報不足や未知への警戒感だけではなく、すでに持っている何かを手放すことへの抵抗も大きく関わってきます。いわゆる「損失回避バイアス」は、当面は使わない服や思い込み、あるいは既得権益のようなものでも、「捨てるのはもったいない」「これがなくなったら不安」という気持ちを生みやすいのです。

ところが、実際には「そこまで固執する必要があっただろうか」というものまで抱え込んでいることが多く、限りある脳のリソースを圧迫してしまいます。いろいろな情報や肩書き、メンツ、本、あるいは他人からの褒め言葉まで、「これがないと自分じゃない」というほどの執着を持つと、新しいことに挑戦しにくくなりますし、脳は常に負荷を感じて疲弊してしまうのです。

ここで関わってくるのが、**サンクコスト効果**や**コンコルド効果**と呼ばれる心理現象です。サンクコスト効果は「すでに投資したコストが惜しくて、損失を受け入れたくないばかりに、非合理的な行動を続けてしまう」というもので、行動経済学の分野で広く知られています。

映画のチケットを買ってしまった以上、つまらないと感じても「お金がもったいないから」と途中退席せずに最後まで観てしまう、などが典型的な例です。

一方、コンコルド効果は、イギリスとフランスが共同開発した超音速旅客機「コンコルド」に、採算が合わないとわかっていながら巨額の投資を継ぎ足し続けたエピソードから名付けられました。「ここまで莫大な予算を投じたのに、今さら撤退なんてできない」という心理が働き、結果的に負のループを長引かせたのです。これらの概念は1970年代～1980年代にかけての行動経済学や心理学の研究で盛んに議論されるようになり、リチャード・セ

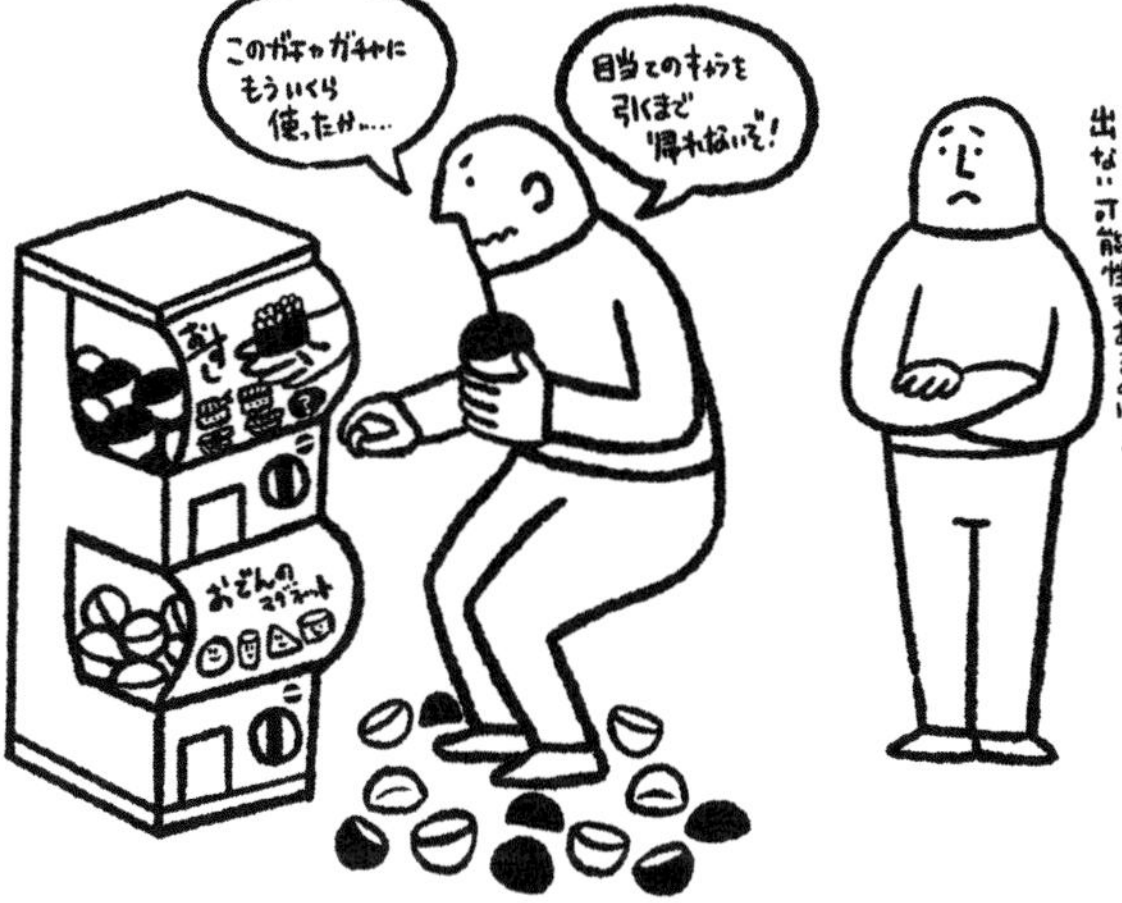
このガチャガチャに
もういくら
使ったけ…
目当てのキャラを
引くまで
帰れないぞ！
出ない可能性もあるのに…
おすし
おでんのマグネット

この法則を知っていれば、「自分は今サンクコスト効果にハマっている」と気づきやめられる可能性もある。

イラーやダニエル・カーネマン、エイモス・トベルスキーなど多くの研究者が提唱・検証を重ねてきました。

こうした現象に陥ると、「苦労して積み上げてきたものを手放すのはもったいない」「ここまでの努力を無駄にしたくない」と考えすぎて、かえって状況を悪化させてしまうことが少なくありません。

本来なら「もうここで引き返したほうが賢明」と脳のどこかでわかっていても、サンクコスト効果やコンコルド効果が働くと、「いや、今諦めたらすべてが無駄になる」と思い込み、ズルズルと引き返せなくなるのです。

しかし、いったん「これは損切りしたほうがいい」と受け入れられれば、新たな視界が開ける可能性は高いのです。勇気が必要に感じるかもしれませんが、肩書きやステータスを捨てた途端に予想外のチャンスが舞い込むという例も少なくありません。脳には限られたリソースしかなく、あれもこれも抱え込むと目の前が真っ暗になるものですが、少しリソースに余裕が生まれれば判断力も行動力も飛躍的に上がるのです。この「手放す勇気」は、いわば台風と共存する知恵のようなものでもあります。どんなに頑張ってもコントロールできない要素は世の中にたくさんあり、それを無理に抑え込もうとしても果てしないストレスがかかるばかりです。

【第4の方法：思い切って手放す】

ならば「台風と交渉するのは無理だから、通り過ぎるまでじっと待ち、静まったら自分が動こう」といった割り切りも、ときには必要かもしれません。自分でコントロールできる範囲にエネルギーを注ぎ、コントロール不可能な部分は「なるようになる」と受け入れてみましょう。そうすると、脳が余計な興奮状態から解放されて、意外にも新しいアイデアや次の行動へと進める余白が生まれることがあるのです。

こうして「わからないものを知ろうとする姿勢」と「手放していいものを思い切って捨ててみる勇気」を組み合わせていけば、不安に支配されるよりも、自分らしいリズムで行動を起こしやすくなります。どれだけ大きな失敗をしても、ほとんどの場合は「人生が終わる」

なんてことはありませんし、扁桃体が鳴らす警報は、こちらが探り、対策を施すだけで案外簡単に弱められるのです。

たとえ台風のようなトラブルが発生しても、台風と交渉しようとしなければ必要以上に振り回されずに済みます。台風が過ぎるまでに手元の整理をしてみたり、新しい準備を進めたりすると、台風が去った瞬間に一気に踏み出せるかもしれません。そんなふうに、執着から解放された脳は、思いがけないヒントや、新たに伸びしろとなるエネルギーを手に入れる可能性が高まるのです。皆さん自身が気づいていないだけで、すでに手元や足元に眠っている大切なヒントがあるかもしれません。暗がりに埋まっているだけで、本当はすぐ近くに答えがあることも多いのです。どうか焦らずに、しかし一歩ずつ、そのヒントを探してみてください。いつの間にか視界がクリアになり、自信があとからついてきたと思える瞬間に出会えるはずです。

軽やかさをキープする工夫が〝あと付けの自信〟を促す

ここまで、「未知を理解し、不要なこだわりを手放す」というアクションが、脳のリソースを解放して自信へつながる道だとお伝えしてきましたが、その過程ではどうしてもストレスや不安が生じやすいものです。

そこで大切になるのが、〝軽やかさ〟を保つ工夫です。脳はストレスにさらされると前頭前野の働きが弱まり、柔軟な思考や創造力が下がってしまいますが、ユーモアや笑いをうまく取り入れると、エンドルフィンやセロトニンが分泌され、緊張をほどよく緩めてくれます。

【第5の方法：ユーモアを大切にする】

たとえば、大きなプレッシャーを感じているときこそ、「自分を笑う余裕」を意識してみるのがおすすめです。たとえ失敗しても「いやあ、またやっちゃったな」と軽妙なトーンで受け止められると、ストレスホルモンであるコルチゾールの分泌を抑え、前頭前野をオーバーヒートさせにくくなります。脳が「そこまで深刻じゃないかも」と判断しやすくなるわけです。実際に、「笑うから楽しい」という言葉があるように、笑いという行動から先に感情が変化するケースは多々あります。思いきって〝ヒーローポーズ〟をとってみるのも案外効果的で、背筋を伸ばしてポーズをキープすると、脳が「自分はやれるかもしれない」と前向きなモードに切り替わるのを感じるかもしれません。

また、頑張りすぎて失敗を恐れるあまりに「めんどくさい」という気持ちを強く否定してしまうと、逆に脳が「本当はしんどいんじゃないの？」と余計に警戒モードに入ってしまうことがあります。肩の力を抜いて「まあ、めんどくさいけどやるか」と自然体で取り組むほうが、脳のストレス反応は穏やかになりやすいものです。悩みがなさすぎると「悩みがないことが悩みになる」という笑い話を思い出します。したがって「ある程度の悩みはあって当たり前」と割り切ることで、脳が柔軟に動ける余白が生まれます。

さらに、人の評価を過度に気にしすぎて「構ってほしい」という気持ちが強くなると、自分のペースを崩してしまいがちです。他者のリアクションひとつに一喜一憂し続けると、脳は常に情報を追いかけるモードになり、前頭前野に大きな負荷がかかります。そうなると、本当にやりたいことを見失いがちです。他者と心地よい距離を保つことで自分のリズムが守られ、自然と集中力ややる気が湧き出す環境をキープしやすくなります。

このように、〝軽やかさ〟を感じられる工夫は、扁桃体が発する警報を弱めたり、前頭前野の働きを安定させたりするうえでとても有効です。人前で話すときや、新しい挑戦をするとき、あるいは大きな失敗から立ち直ろうとするときも、「自分を笑い飛ばす力」や「ちょっとユーモアを交えて気楽にやる姿勢」が、結果として行動意欲を高めてくれます。

そうやってリラックスした気分を得られると、脳が「案外、自分は大丈夫かもしれない」と感じ取り、〝あとからついてくる自信〟を育む土台がさらに整っていきます。ある程度〝めんどくささ〟も受け入れながら、自分のペースで前に進む方法を一緒に探っていきましょう。そうするうちに、いつのまにか「これはいける」「これなら楽しんで続けられる」という感覚が芽生え、まさに〝あとからついてきた自信〟と呼べる気持ちが自分の中で確かなものになっているはずです。

戦闘モードと休息モードを切り替える

ここまで「執着を手放す」(第4の方法)、「ユーモアや軽やかさを取り入れる」(第5の方法)など、不安やプレッシャーと賢く付き合う方法を見てきましたが、それでもやはり肝心な場面では、脳がアドレナリン/ノルアドレナリンを放出し、〝戦闘モード〟に入ってしまいます。これは人間が生存してきたうえで身につけた大切な仕組みですから、「戦闘モードが悪い」というわけではありません。問題は、これが続きすぎると疲労を招き、やる気どころか自信さえも揺らがせる恐れがあるという点です。

そこで、まず取り入れたいのが「緊張のあとにはしっかりクールダウンする」という習慣です。深呼吸や軽いストレッチ、短い瞑想を行うと、交感神経優位から副交感神経優位へスイッチしやすくなります。

たとえば、「今日はプレゼンも無事に終わったから、少し意識して呼吸を深くしてみよう」

と自分に言い聞かせるだけでも、脳と体は「あ、今は休んでいいんだな」と理解してくれます。私自身、以前は大事な場面が終わったらそのまま〝打ち上げ〟に突入していたのですが、興奮が長引いて全く疲れがとれない状態に陥っていたことがありました。そうして疲れがとれないまま次のタスクに突入すると、脳内でアドレナリンがまだ暴走気味のまま。「戦闘モード」に入りっぱなしで、めざましいパフォーマンスを発揮するどころか、ちょっとしたアクシデントでもパニックになってしまうのです。

一方で、「ある程度楽しむ余白」を意識すると、脳は意外なくらいパフォーマンスを維持できることがわかっています。完璧さを目指して休む時間を削るよりも、あえて少し遊び心を取り入れたり、適度に睡眠や余暇をとったりするほうが、ドーパミンやセロトニン、さらにオキシトシンなどのバランスも整いやすいものです。こうして休息モードを確保しておくと、次に「戦う」場面が訪れたときにも、脳と体はしっかり準備万端で立ち向かえます。

さらに、「大きなハードルに直面するときこそ、自分の限界を軽く想定しておく」というアプローチも有効です。「どんなに頑張っても、たぶんこれくらいが限度だろう」とハードルを少し低めに設定しておくと、「それ以上できたらラッキー」というプラスのサプライズが得やすくなります。

不思議なことに、この余裕が脳の集中力をさらに引き出し、結果的に自分でも想像以上の成果をあげることにつながる場合があります。これはまさに〝失敗してもいいや〟と身構えられるからこそ、本来のパフォーマンスを発揮できるという、脳科学的にも理にかなった方法なのです。

結局のところ、不安やプレッシャーを全消しにする必要はありません。「自信はあとからついてくる」を実感するためには、脳が〝戦闘〟と〝休息〟をバランスよく切り替えられるようにサポートしつつ、最初から完璧を追わずに動き出すことが大切です。

もし「自分には自信がない」と思っているのなら、むしろそれを逆手に取って「気楽にやろう」「失敗してもそこまで痛くないはず」と考えてみるのです。プレッシャーを軽くしてやると、認知的負荷が減って脳が伸び伸びと働き、結果的に「意外とこんなにできたじゃないか」という経験を得やすくなるでしょう。

もちろん、行動する過程で失敗やミスに直面することもあるでしょうが、そこから先のPDCAサイクル（Plan→Do→Check→Act）による学びが脳の報酬系を刺激して、「よし、次はもう少しうまくやれるかも」という意欲を引き出してくれます。こうして少しずつ得られた成功体験の積み重ねが、〝本当の自信〟へとつながっていくのです。

次章では、こうした脳の仕組みを土台にしながら、「自信があとから自然に育つプロセス」

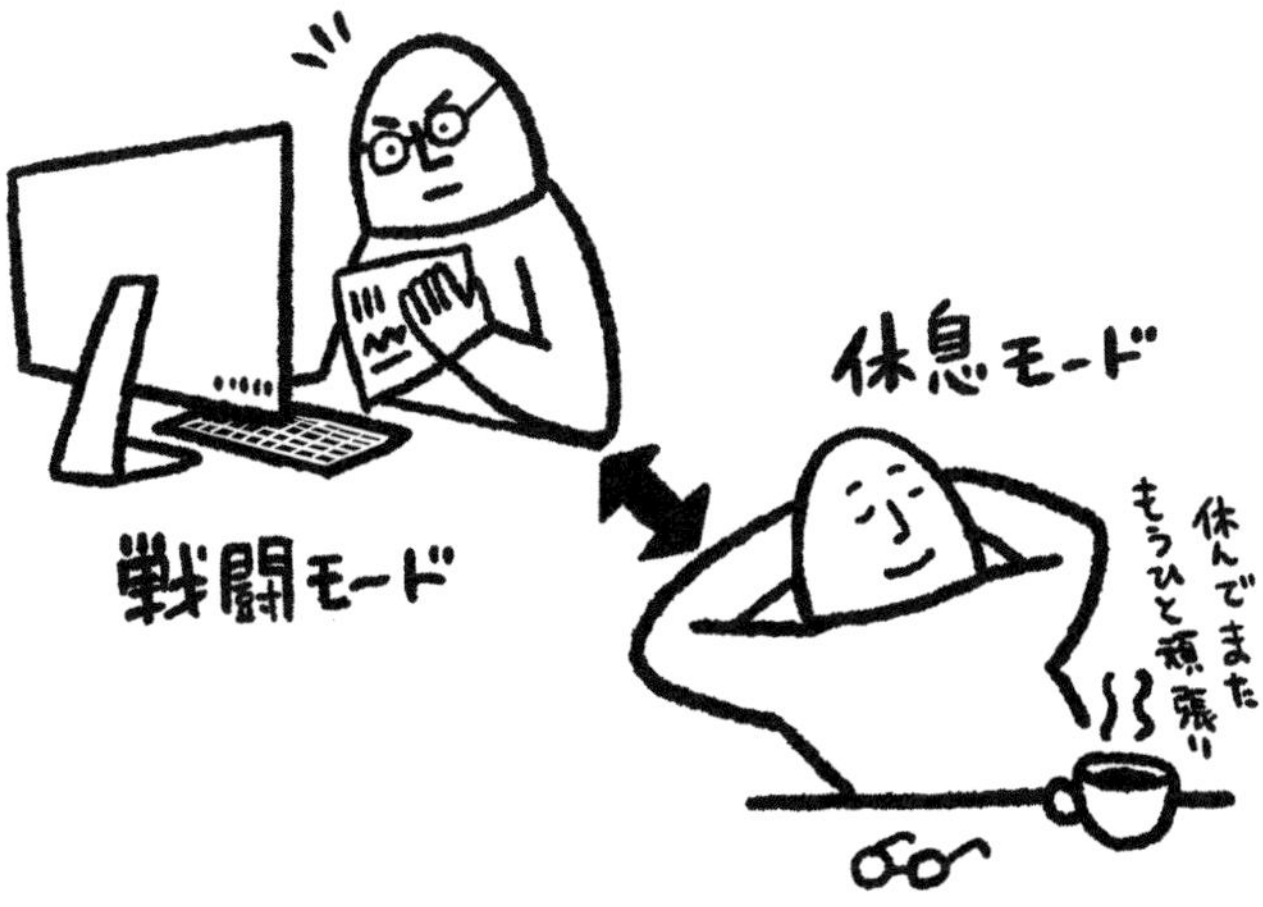
休息モード
休んでまた
もうひと頑張り
戦闘モード

適度な休憩が仕事のパフォーマンスを上げることは誰でも実感できるはず。

が、いかに「本質的な自己肯定感」へと発展していくのかをさらに掘り下げていきます。

誰かの評価や世間の常識に縛られることなく、自分が「これならイケる」と感じられる方向へ進むためのヒントを、一緒に探っていきましょう。気負わず、一歩ずつで大丈夫です。その積み重ねが、いつの間にか〝ブレない自分〟を育て上げているはずです。

コラム3

「パワーポーズ研究」がたどった道とその現在地

「胸を張り、両腕を大きく広げると自信が湧いてくる」――そう聞くと、まるで魔法のように感じられるかもしれません。エイミー・カディが2012年のＴＥＤＧｌｏｂａｌで、この〝パワーポーズ〟の効能を紹介して以降、その姿勢はビジネスや自己啓発の場面で一気に注目を集めました。もともとは「2分間、拡張的姿勢をとるだけでテストステロン（支配性ホルモン）が上昇し、コルチゾール（ストレスホルモン）が下がる」といった生理学的効果まで期待されたのですが、近年の再検証研究では、ここが大きな争点となっています。

実際、カディらの初期研究（２０１０年）を発端に、「拡張的姿勢によって、パワフルだという感覚が高まる」という心理的効果は、再現性が比較的高いとされてきました。大規模レビューでも、「姿勢を変えると自信や気分が向上し、行動でも粘り強さが増す傾向がある」という結果が複数報告されています。その一方で、ダナ・カーニーを始めとする研究者たちが「ホルモン変化などの生理学的指標については再現性が低く、ほぼ存在しない」と結論づけ、当初の実験設計に含まれていたｐハッキング（〝うまくいった〟指標だけを採用する手法）や、被験者数の少なさなどを問題視する声が高まりました。

こうして「心理的効果は認めつつも、生理的効果は未確定」というのが、現在の研究コミュニティの大勢になりつつあります。カディ自身も、ホルモン変化を強調した初期論文に対して修正通知を準備中であることを認め、今後の追加研究やオープンサイエンスでの情報公開を続けると公表しています。一方のカーニーは完全に否定的な立場をとり、「パワーポーズをこれ以上研究する価値はない」とまで言い切ります。

では、私たちはこの議論をどう捉えればいいのでしょうか。現時点で言えるのは、「姿勢を変えることで〝自信が湧く〟〝気分が上がる〟という心理的効果は比較的強く裏づけられているが、ホルモン変化による支配性やリスク選好の上昇までは保証されない」ということです。姿勢を意識することが、行動の積極性やモチベーションを高めるきっかけになるのは確かに興味深い点ですが、それを〝確立した生理学的メカニズム〟とまでは言えないのが、今の科学的合意に近いとも言えます。

科学は常に「仮説→検証→修正→再検証」というプロセスをたどりながら進歩していきます。パワーポーズ研究がたどったアップダウンの歴史は、社会科学分野における再現性や研究手法への関心を高めただけでなく、「拡張的な姿勢がもたらす心理的効果を、どのように位置づけるか」という点を鮮明にしてくれました。

たとえば、自己肯定感が低く立場が弱いと感じやすい人が、ちょっと胸を張るだけで「意外とやれるかも」と思えるなら、それは十分に使いどころのあるツールです。逆に、

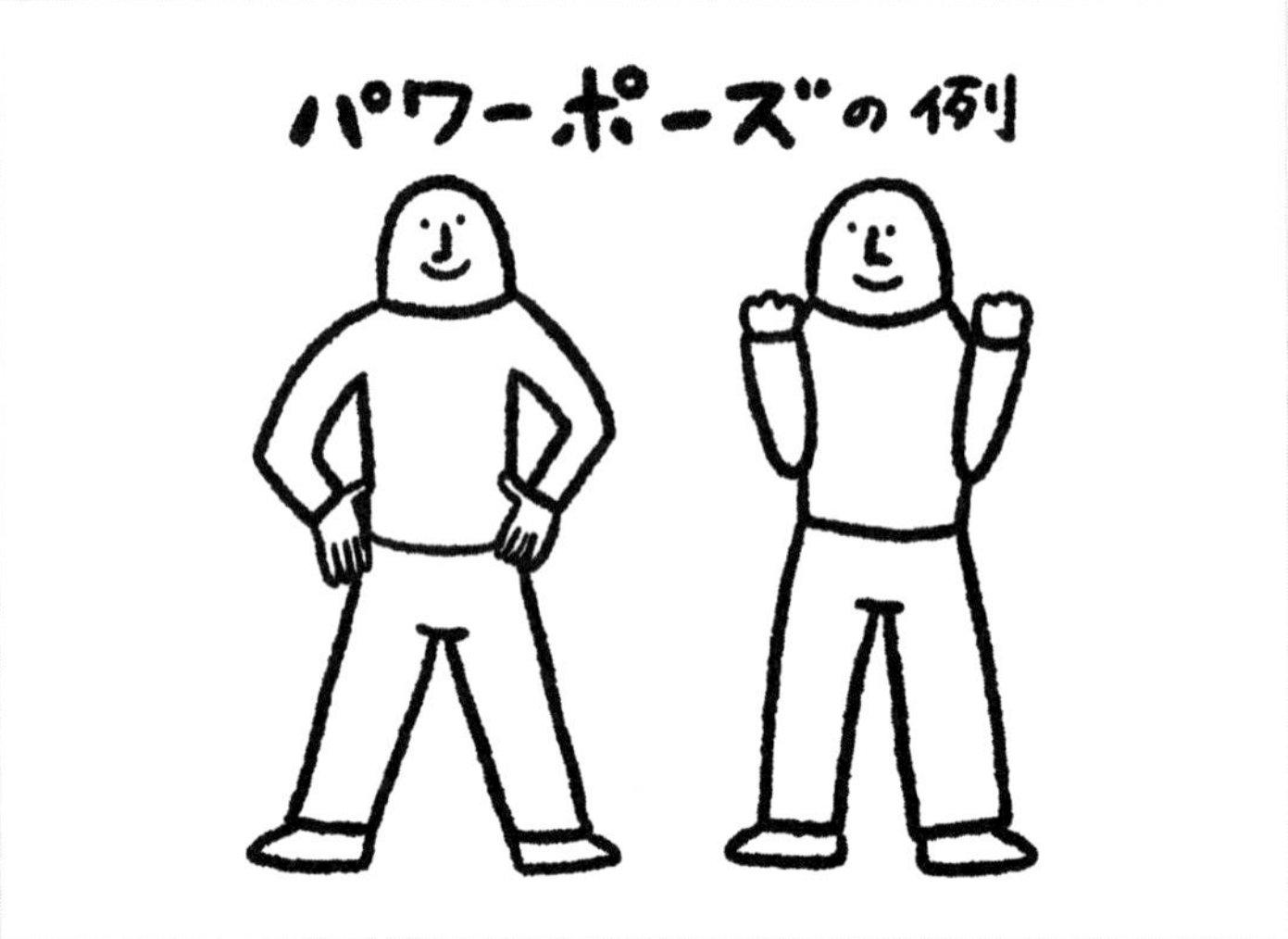

腰に手を当てる、両手でガッツポーズをするなどいろいろなパワーポーズがある。

ホルモン変化やリスク選好を大きく変える〝一発逆転の手法〟としてパワーポーズに期待するのは、今のところ根拠が乏しいと言わざるを得ません。

本書としては、パワーポーズを〝便利なモチベーションアップのきっかけ〟と捉えながらも、そこに過度な期待を抱くのは避けたいという立場です。結局のところ、「自信を高める」「行動力を上げる」には、姿勢だけでなく、目的意識やコミュニケーション・スキル、脳のバイアスを正しく理解するといった要素が重なり合って大きな効果を生むのです。もし、パワーポーズが、姿勢を意識しながら自分の「心地よいスタイル」を見つける助けになるのなら、それは歓迎すべきことだと言えます。今後も再現研究やデータの蓄積が進むことで、パワーポーズの〝正しい使いどころ〟がさらにはっきりしてくるでしょう。

科学はいつだって検証途中です。その意味で、パワーポーズ議論をめぐる一連のアップデートは、脳科学や社会心理学が成長している最中であることを実感させてくれる好例だとも言えるのです。

第3章

本当の自己肯定感
～ブレない自分を育てる～

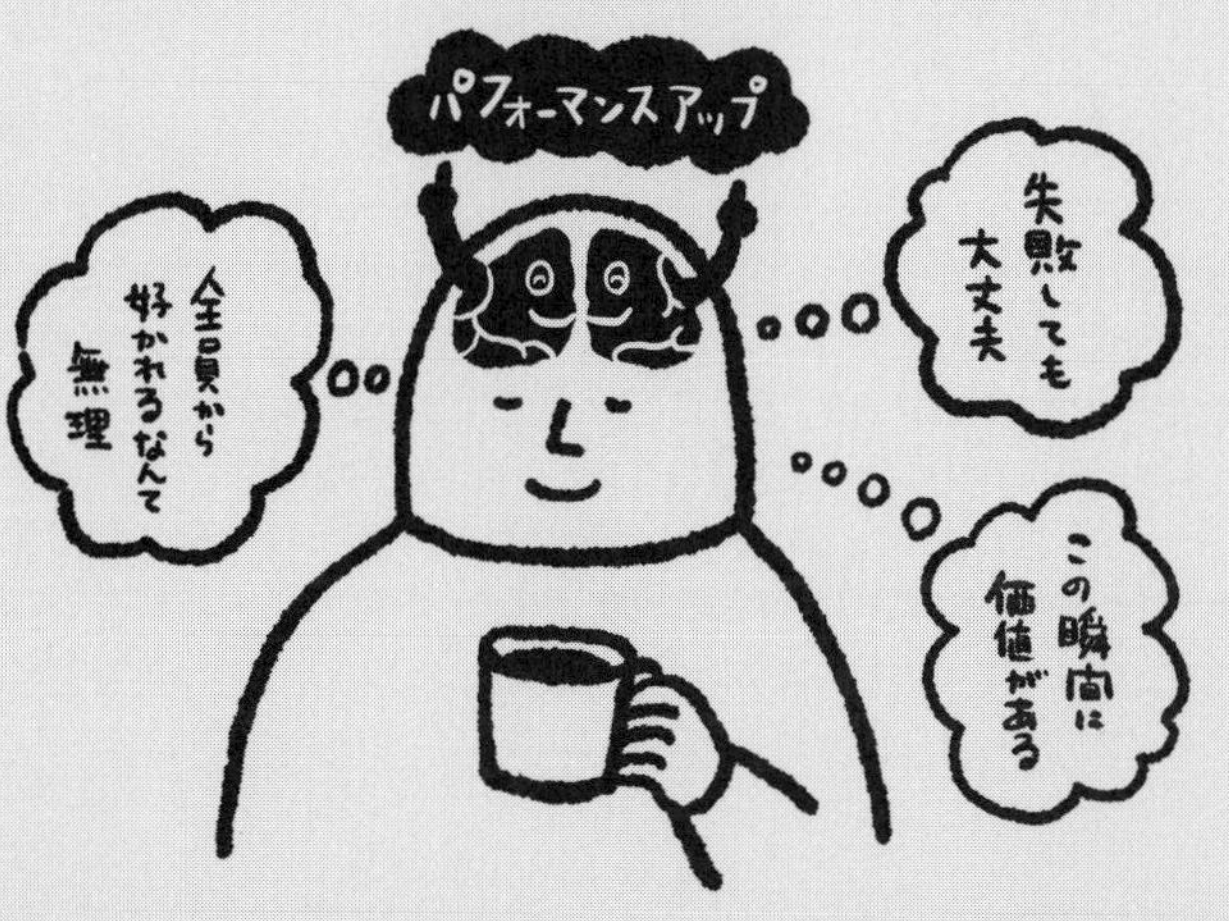
パフォーマンスアップ
全員から好かれるなんて無理
失敗しても大丈夫
この瞬間に価値がある

「自己不安」が強いと言われる日本人の現状

「自信がないけど、とりあえず行動してみる」という姿勢は、前章までで学んだように、あとから自信が自然に湧いてくるための大切な第一歩です。しかし、その行動の先に待っているのは、単なる一時的な自信ではなく、本質的な自己肯定感です。では、その先にある「本当の自己肯定感」とはいったい何なのでしょうか。

本当の自己肯定感とは、他者の評価や環境の変化に左右されることなく、自分自身をありのままに受け止める力のことを指します。たとえ失敗があったとしても、周囲がどんなに否定的な意見を持とうとも、心の軸をぶらさずに自分の道を歩む強さこそが、まさに「ブレない自分」を育む基盤であり、本章で探求するテーマです。

◇

「自己不安」が強いと言われる日本人の現状について考えると、国連が２０２３年3月に発表した「世界幸福度ランキング２０２３」では、日本の順位は47位という非常に低い順位に位置しており、世界先進国の中でも上位には程遠い結果となっています。さらに、日本国内

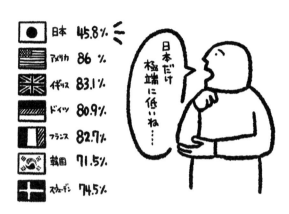

自分に満足している度合いは日本人だけが極端に低い。民族的な気質や風土なども関係しているかもしれない。

の各種データを分析すると、欧米と比べて日本人の自己肯定感が著しく低い傾向が明らかです。

たとえば、国連の「世界幸福度調査（Ｗｏｒｌｄ Ｈａｐｐｉｎｅｓｓ Ｒｅｐｏｒｔ）」や２０１８年の内閣府の調査結果によれば、欧米諸国では「自分に満足している」と答える人の割合が80％台にのぼるのに対し、日本は40％台にとどまっています。また、「自分には長所がある」と回答する割合も、欧米では90％前後であるのに対して日本では60％程度という統計が示されています。

具体的な数値を挙げると、【私は自分自身に満足している】という項目では、日本では45・8％にとどまり、アメリカでは

86%、イギリスでは83・1%、ドイツでは80・9%、フランスでは82・7%、韓国では71・5%、スウェーデンでは74・5%という結果が出ています。これらの数値は、日本人の自己評価の低さを裏付けるものであり、文化的背景や調査手法の違いも考慮すべきではあるものの、全体として「自己肯定感の低さ」が日本社会の大きな課題であることを示唆しています。

また、たとえ行動して成功体験を積み重ねたとしても、内面では依然として「自分を信じきれていない」という不安が根強く残っているのです。

前章で説明したように、「自信なんてあとからついてくる」と考え、一歩踏み出すことで脳の報酬系が活性化し、意外な成果や小さな成功体験が積み重ねられて「意外と自分もできるじゃないか」という感覚が育まれることは確かです。

しかし、多くの日本人が抱える自己肯定感の低さの根本には、たとえ行動して結果を出したとしても、心のどこかで自分を信じきれていないという問題が横たわっています。実際、「結果が出ても何か怖い」と感じたり、「周りの期待に応えられなかったらどうしよう」といったプレッシャーを抱えながら行動を起こすたびに不安が募る人も少なくないのです。

さらに、脳科学の視点から見ると、行動と成功が連鎖するポジティブなサイクルの中で「あとづけの自信」が徐々に育まれるとしても、その背景に「自分を認めないクセ」や「周囲と比較してしまう思考パターン」がこびりついている場合、なかなか本質的な安心感に結びつきにくいことがわかります。つまり、華やかな舞台でスポットライトを浴びているように見えても、実際は舞台袖で冷や汗をかいている状態、すなわち内面では常に不安が渦巻いている現実があるのです。

やる気と不安は表裏一体：脳科学から見る視点

やる気と不安は表裏一体というテーマを、脳科学の視点から紐解いてみましょう。これまでの議論で、不安や恐怖といった感情反応には、扁桃体、前頭前野、海馬などが相互作用する複雑なネットワークが大きく関わっていることがわかりました。そして、そのネットワークの中でも、特に重要な役割を果たしているのが「基底核ー大脳皮質ループ」です。

基底核は、尾状核、被殻、淡蒼球など複数の細胞集団から構成され、視床やと大脳皮質と連携しながら情報をフィードバックする仕組みを持っています。たとえば、尾状核や被殻は、単に運動制御にとどまらず、認知制御や感情評価に関わる回路としても機能し、脳のさまざまな領域からの入力を統合し、大脳皮質へと送り返すことで、意思決定や習慣形成に寄与しています。近年の研究では、このループが不安や恐怖の制御にも深く関与していることが明らかになっており、まさにやる気と不安が一体となって働くメカニズムの中核をなしているのです。

不安障害の患者では、基底核の尾状核・被殻が過剰に活性化していたり、その結合性が低下していたりすることが観察され、これによって脳内での不安情報が繰り返し増幅される可能性が指摘されています。こうした現象は、ぐるぐる思考に囚われたり、反芻思考に陥ったりする「猿の心（モンキーマインド）」としても表現されることがあります。

また、この基底核—大脳皮質ループには、報酬系に関連するドーパミン経路も組み込まれています。前頭前野をはじめとする皮質領域が、ある目標を「これはやる気を引き出す対象」と判断すれば、ドーパミンを介して基底核の神経回路が促進され、行動が強化されます。しかし、反対に「ここには恐怖や不安がある」と認識されれば、警戒モードが強化され、行動を抑制する方向に働くのです。

その結果、社会不安障害などでは「人前に出ると失敗するかもしれない」という恐怖が強調され、前頭前野と基底核の正常なやり取りが阻害され、結果として「やってみよう」や「乗り越えれば得るものがある」といったポジティブな見通しが適切に活用できなくなるケースも報告されています。

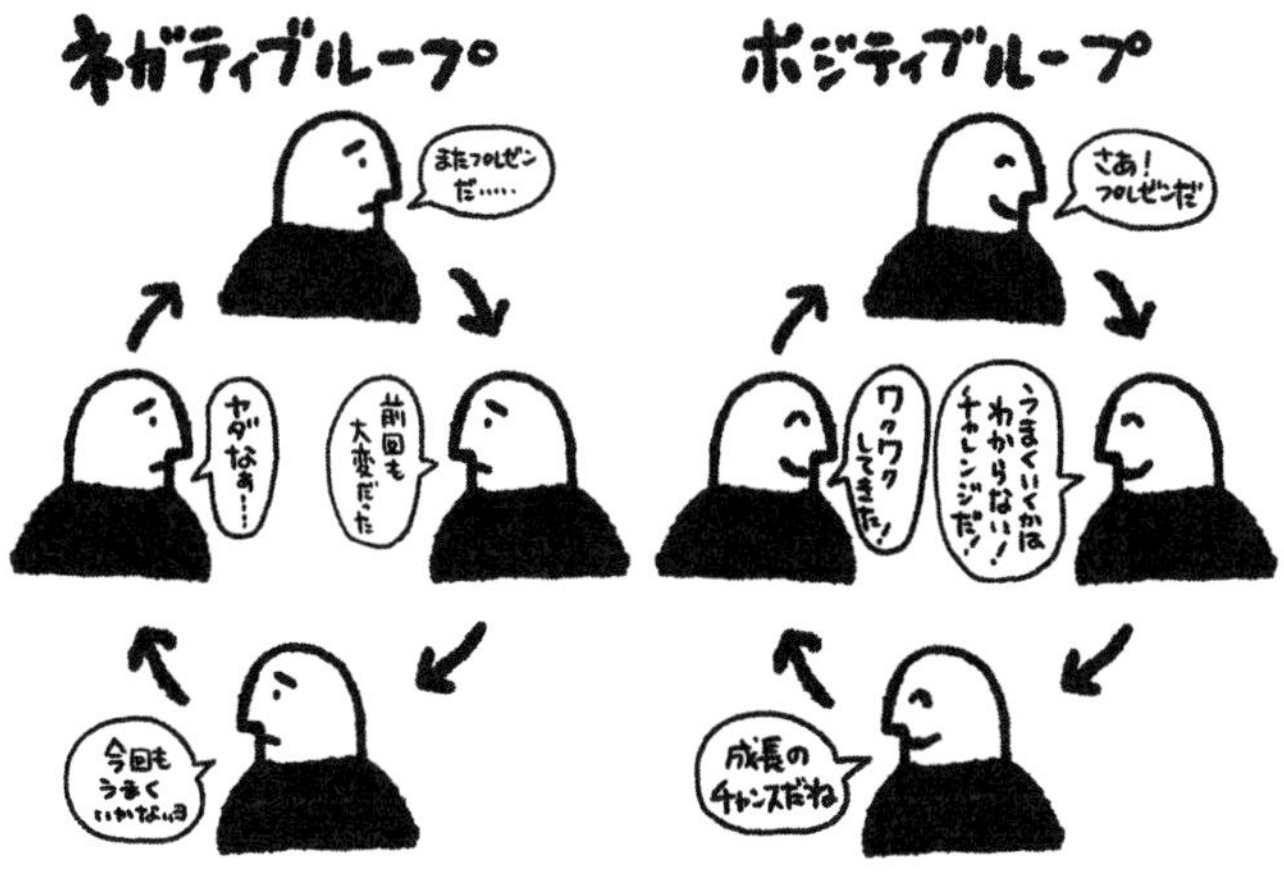

ネガティブループにハマっていることに気づければ抜け出す方法も探せるかもしれない。

もし、このループが正常に機能していれば、前頭前野が「これは脅威じゃない」と判断した際に、基底核や扁桃体からの過剰な警報を抑制される一方で、「これは対処すべき挑戦だ」と判断されれば、やる気を高めるために報酬系が活性化される仕組みとなります。

実際、強迫性障害においては、同じ考えや行為が繰り返し現れることが、ループが正常にブレーキをかけられないためであると考えられます。「こうしてはいけない」「こうあらねばならない」という強い自制心や、外出時に何度も鍵を確認する、手を洗っても洗い続けるといった行動も、その一例と言えるでしょう。

このように、基底核―大脳皮質ループは運動制御や意思決定だけでなく、感情評価や報酬系とも深く結びついており、不安障害の病態生理を理解するうえでも欠かせない存在です。

本書では「あとからついてくる自信」を育むために、不安や恐怖をいかにコントロールするかという視点を重視しています。こうした考えに基づき、近年では、ＴＭＳ（経頭蓋磁気刺激）による尾状核への刺激や、認知行動療法を使ってループ自体を学習によって再構築する方法など、基底核ー大脳皮質ループの活動を意識したアプローチが注目されています。

これらの知見を踏まえると、単に「不安は気合で克服するもの」と考えるのではなく、「脳のネットワークを少しずつ再調整し、学習させるプロセス」という新たな見方が可能となります。脳のこうした柔軟性（可塑性）を最大限に活かしながら、不安をうまく飼い慣らし、自分の自信を根本から支える具体的な方法を探っていきましょう。

脳の可塑性がもたらす〝書き換え〟の力

脳にはいつでも自分自身の「自分像」を書き換えるだけの柔軟性、すなわち可塑性が備わっています。この可能性を実感するためには、まず「自分は固定された存在ではなく、常に変化し続ける存在である」という認識が必要です。

たとえば、名前や肩書きがある程度のアイデンティティを与えてくれる一方で、それらは

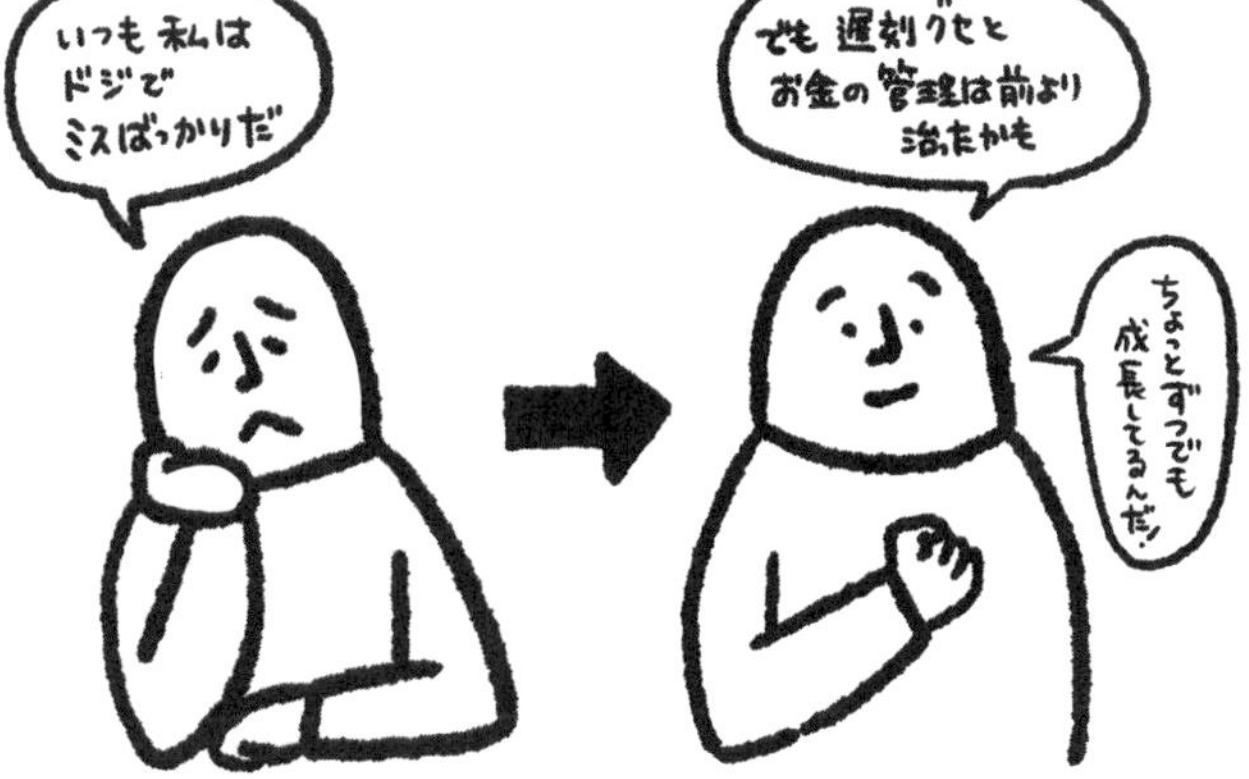
いつも私は
ドジで
ミスばっかりだ
でも遅刻グセと
お金の管理は前より
治ったかも
ちょっとずつでも
成長してるんだ!

人間の思考にはいつもバイアスがかかっているもの。フラットに事実だけを並べてみることが大切。

あなたの本質をそのものを決定づけるわけではありません。たとえば「私は失敗が多い」や「そもそも自信がない」というネガティブなイメージが頭の中根付いていたとしても、それは脳がこれまでの経験を通じて学習し、作り上げた一つのストーリーに過ぎないのです。

脳は、日々の経験から常に新しい情報を取り入れ、過去の記憶すらも少しずつ書き換えていきます。新しい情報が入るたび、または古い記憶を呼び起こすたびに、「これはあの時と同じ状況かな?」「少し違う要素があるかもしれない」と自ずと見直しが行われています。

たとえば、かつて「失敗ばかりだった」と感じていた過去の出来事も、振り返えると「実はあのとき、周囲が助けてくれたおかげで少しはうまくいった部分があったんじゃないか」と気づくことがあります。そうした気づきが脳に働きかけ、「案外、自分はまったくダメというわけではないのだ」という再評価へとつながるのです。こうしたプロセスは決して特別なことではなく、日常的に起こっているものです。

私自身の経験ですが、前作『運のいい人がやっていること』を出版したとき、正直なところ自分の文章に全く自信が持てず、毎日自分の書いた内容に疑問を抱いていました。自分の思いが読者に伝わるのか、また、本当に誰かの心に届くのかと不安でいっぱいでした。そんな中、あるSNSでの書評が、私の心に大きな衝撃を与えました。その書評には、「あなたの言葉に救われた」、「あなたの文章を読んで前向きな気持ちになれた」といった、温かく、率直な励ましの言葉が綴られていました。その瞬間、私は自分がこれまで感じていた否定的な感情や不安が、決して無意味なものではなく、誰かにとって大切なメッセージとなっていたと実感し、初めて自分の作品に対する自信が芽生えたのです。読者からの温かい励ましは、私にとって新たな勇気と希望を与え、次の作品へと向かう力となりました。

もちろん「成功イメージを描く」ことはモチベーションを高めるうえで有用ですがあまりにも理想を美化しすぎると、現実とのギャップに気づいた途端「こんなはずじゃなかった」

と落ち込むリスクが高まります。

脳は、現実との乖離が大きいほどストレスを感じやすいものです。そこで大切なのは、理想の自分を柔軟に活かすことです。たとえば「こうなったら最高だな」というイメージを持ちつつも、あまりに完璧主義に陥らず、たとえ目標に届かなかったとしても、「そこに近づけただけでも十分だ」と気持ちを切り替える習慣をつくることで、脳は余計なストレスを溜め込むことなく、前向きな状態を保つことができるのです。


また、脳の可塑性を活かして自己肯定感を上書きしていくためには、日々の習慣の見直しが欠かせません。たとえば、毎日数分間の呼吸法やマインドフルネスを取り入れてみるだけでも、前頭前野が活性化し、感情をコントロールする力が鍛えられていきます。

具体的な方法としては、まず朝や日中に、わずか5分間でもいいので、意識的に「息を吸い、吐く」という動作に集中してみてください。頭の中が散漫になったり雑念が浮かんだりしても構いません。また呼吸に意識を戻す作業を繰り返すうちに、脳が「いまここ」に焦点を当て、余計な不安やネガティブ思考のループから少しずつ離れやすくなります。

また、朝や夕方の散歩中には、「なんとなく歩く」のではなく、「周りの空気の温度は？風は？音は？」といった五感に注意を向けてみましょう。外から入ってくる情報を味わうと、脳はセロトニンが分泌されやすくなり、安定した気分を保ちやすくなります。

さらには、日々の小さな成功体験を意識的に記録することも効果的です。たとえ「朝は5分早起きできた」や「昨日より少し早く仕事を始められた」といった些細な達成であっても、これらの経験が「やればできるんだ」という脳へのポジティブなフィードバックとなり、ネガティブな失敗イメージに固執しにくくなるのです。

このような実践を続けることで、脳は「自分はまったくダメ」という先入観から徐々に解放され、「意外とできる部分もあるのかもしれない」という新たな回路を強化していきます。

最終的に目指したいのは、理想の自分を過度に美化するのではなく、等身大の自分が少しずつ変わっていくプロセスを楽しむことです。完璧を追い求めるあまり現実とのギャップに苦しむのではなく、「変化できるかもしれない」「前よりはマシになった」という小さな希望を感じることで、脳は過度な負担を感じることなく、自己肯定感を次第に育んでいくのです。

そして、こうした〝小さな成功体験〟を積み重ねることで、脳は「自分は変われる存在だ」「失敗は修正できる」といった再学習を進めまさに、自己肯定感を上書きする「書き換え」の力を発揮してくれるのです。

他者とのコミュニケーションで育む安心感

私たちの脳は集団に属することで安心感を得る仕組みを備えていますが、その安心感をより深く実感するためには、ただ集団に属するだけでなく、互いの違いを認め合い、対話を通じて「自分はここにいていいんだ」という実感、すなわち「居場所感」を育むことが必要です。

【第７の方法：コミュニケーションを上手に行う】

一方で、たとえ「コミュニケーションがうまくいっている気がする」と思えても、実際には自分だけが話したいことを一方的に発信し、相手に耳を傾けていない場合、そのような一方通行のコミュニケーションは、実質的な協力関係や相互理解には結びつかないのです。

では、どのように他者との対話を通じて「ブレない自己肯定感」や「安心感」を得ることができるのでしょうか。以下、脳科学の知見を踏まえた実践的なポイントを示します。

１．共感と自己主張のバランスをとる

脳科学の観点から言えば、私たちの脳は相手の表情や声のトーン、ちょっとした仕草からも膨大な社会的情報を読み取っています。そこで大切なのは、相手の意見や背景に真摯に耳を傾ける「共感」と、自分の考えや気持ちをしっかり伝える「自己主張」を適切にバランスよく使い分けることです。

ここで注意したいのは、しばしば日本語では「共感」と訳されるエンパシー（ｅｍｐａｔｈｙ）と、シンパシー（ｓｙｍｐａｔｈｙ）の違いです。エンパシーは「相手が感じている感情を、できる限りそのまま受けとめようとする姿勢」で、相手が抱えている痛みや喜びを、自分のものとして追体験し理解しようと試みます。これにより脳はオキシトシンという〝信頼〟や〝つながり〟を強めるホルモンを分泌しやすくなります。

一方、シンパシーは「相手の境遇や感情に対して同情や哀れみを覚える状態」であり、ときとして上から目線で「かわいそうだね」「大変だね」といった感情に留まってしまい、結果として相手との間に不必要な上下関係や距離を生む恐れがあります。

このように、エンパシーを大切にすることで、相手の話にじっくり耳を傾け、声のトーンや表情の変化から「こう感じているのか」と察する努力が自然と働き、脳はオキシトシンを通じて信頼感や安心感を高めるのです。

同時に、自己主張をする際には、相手を打ち負かすことが目的ではなく、「自分はこう考えている」というスタンスで、穏やかに自分の立場を示すことが大切です。

こうしたエンパシーと自己主張の健全な往復は、脳にポジティブな刺激を与え、「私も大切にされている」という実感をもたらし、結果として自己肯定感を自然に高める効果があります。

２．〝好き〟や〝得意〟を交換できる場をつくる

ただ単に集団に溶け込むのではなく、自分の好きなことや得意な分野を積極的に共有する機会を持つことが、真の安心感を育む鍵となります。たとえば、趣味や得意な活動について語り合ったり、一緒に活動することで、自分の強みを発揮しながら相手を応援できる関係が自然と生まれていきます。

こうした交流を通じて、「自分は役に立っている」という実感と、相手も何かを共有して楽しんでいるという感覚が得られると、互いの社会的報酬系が適度に刺激され、評価や承認に依存し過ぎない安心感が育まれるのです。

３．「合わない環境」からは適度に距離をとる

無理に自分を曲げて他者に合わせようとすると、脳は過剰な不安やストレスにさらされ、疲弊しやすくなります。特に、特に、否定的な発言が飛び交う、または建設的なコミュニケーションが成立しない環境や、一般的なマナーや秩序に反する行為が常態化している場所、さらには自分の人格を否定するようなプレッシャーが強く感じられる場では、積極的に距離を取ることが望ましいです。

本来、コミュニティとは互いに「助け合い、学び合える」場であるべきであり、そうした

環境が整っていない場合、無理に居続けると脳は常に警戒モードとなり、自己肯定感どころか自己否定感も強める可能性があります。

4．〝違い〟を楽しめる対話を心がける

他者とのコミュニケーションは、単に「同じ意見だけを求める」行為ではありません。むしろ、認め合い、教え合い、影響を与え合う貴重な機会です。この考え方こそ、我が国で最も重要とされてきた「和をもって尊しとなす」「和して同ぜず」という精神に通じます。

自分とは違う観点や文化を持つ人と対話を通じ、脳は多面的な情報処理を行いながら前頭前野が活性化し、思考の幅が広がります。結果として、「そっちの考え方も面白いね」と感じたり、「じゃあ自分はこんな方法を試してみようかな」といった新たな行動に踏み出すきっかけが生まれやすくなるのです。

「ただ同意してほしい」だけでなく、相手の意見に対して「なるほど、そういう考え方もあるのだね」と一度受け止める姿勢や、真逆の意見に対しても「どうしてそう思うのか？」と質問しながら理解を深める姿勢が、安心感を育む対話の基本です。

こうした姿勢が積み重なると、互いが安心して意見を交わすことが自然と形成され、結果として「自分の居場所はここでいいんだ」と実感できるようになります。

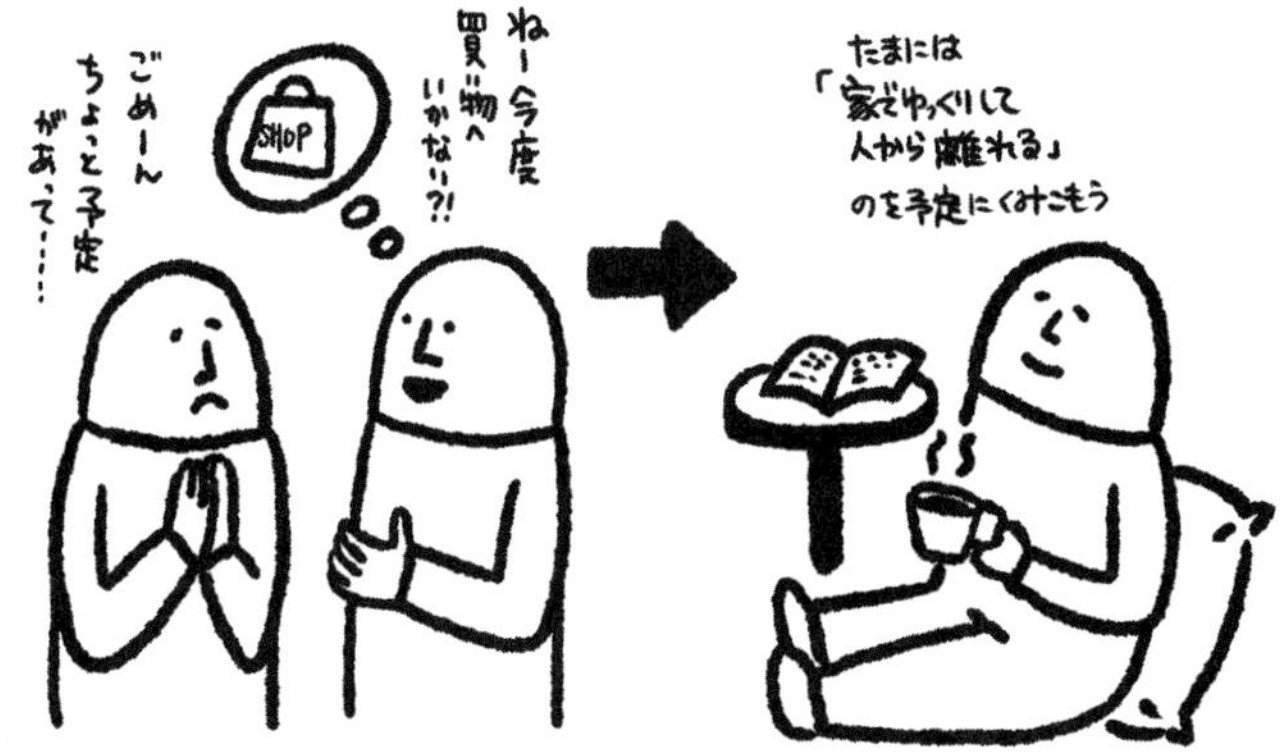

自分を知り、適切な環境に身を置くことも脳へのいたわりだ。

５．コミュニケーションが〝息苦しい〟ときは、あえて距離を置く

どんなに注意しても、時にはコミュニケーションが煩わしく感じられる瞬間が訪れます。そんなときは「自分が話したいだけになっていないか」や「相手を理解しようとしすぎて疲れていないか」を客観的に見つめ直す時間を設けることが重要です。つまり脳をクールダウンさせるのです。

たとえば、ＳＮＳでの会話を一時中断し、しばらく静かな時間を過ごしながら呼吸を整える、または「そもそも何がしんどいのか」を文字や言葉にして整理するなど、自分自身をリセットする時間が、脳の興奮をクールダウンさせ、次のやりとりへのエネルギーを取り戻す助けとなります。

結局、私たちの脳は社会的動物として、他

者とのつながりを通じて安心感を得るようにプログラムされています。しかし、この安心感は、ただ周囲に合わせるためではなく、「自分を理解してくれる仲間がいる」という確かな実感から生まれるものです。共感と自己主張のバランスや、自分に合うコミュニティとの出会いが実現すれば、不安や孤独感は大きく軽減され、結果として自己肯定感を支える強固な土台が築かれるのです。

“人事を尽くして天命を待つ”という本当の自己肯定感の核心

ここからは、本書の核となるコンセプト、「人事を尽くして天命を待つ」について見ていきます。

本書でいう「本当の自己肯定感」とは、行動や成果に左右される一時的な自信ではなく、どんな状況に置かれても「自分は存在していていい」と思えるような、根源的な安心感を意味します。

具体的なイメージとしては、たとえば次のような状態が挙げられます。周囲から評価されなくても自分の価値を疑わず、一度の失敗で「自分はダメだ」と決めつけず、うまくいかないときであっても「今は運が悪かった」「まだ手が足りないだけ」と割り切ることができ、何をやっても全くダメだという極端な思考に陥らず、常に改善策を模索できる状態です。

この状態は決して「自分の欠点を無視しろ」とか「失敗しても平気でいろ」という意味ではありません。むしろ、自己肯定感の高い人は、自分にも欠点があり、すべてが完璧ではないことを客観的に認めた上で、必要以上にネガティブなラベルを貼らないのです。

たとえば、失敗してしまった場合でも、「はいはい、失敗したね。じゃあ次はどうする？」や「それだけのこと！」と冷静に次のステップに進める感覚を持つことが理想的です。

次に、「人事を尽くす」具体的なアクションについて考えてみましょう。

「人事を尽くして天命を待つ」を実践するには、まず「人事を尽くす」部分を自分自身で明確に理解することが大切です。脳が「ここは任せておこう」なのか「この分野は未知だけど準備を重ねる価値がある」と認識できれば、自分の行動範囲が自然と広がり、安心感を持って取り組むことができます。

たとえば、成果物のクオリティを高めるためには、プレゼン資料を作成する際に、一度誰かに見てもらってフィードバックを受けると、限られた時間内で完成度を上げる努力が評価され、「やれるだけやった」という安心感が得られ、心が落ち着きやすくなります。

また、計画的に取り組むためのルーティンを整えることも有効です。事前に取り組む時間

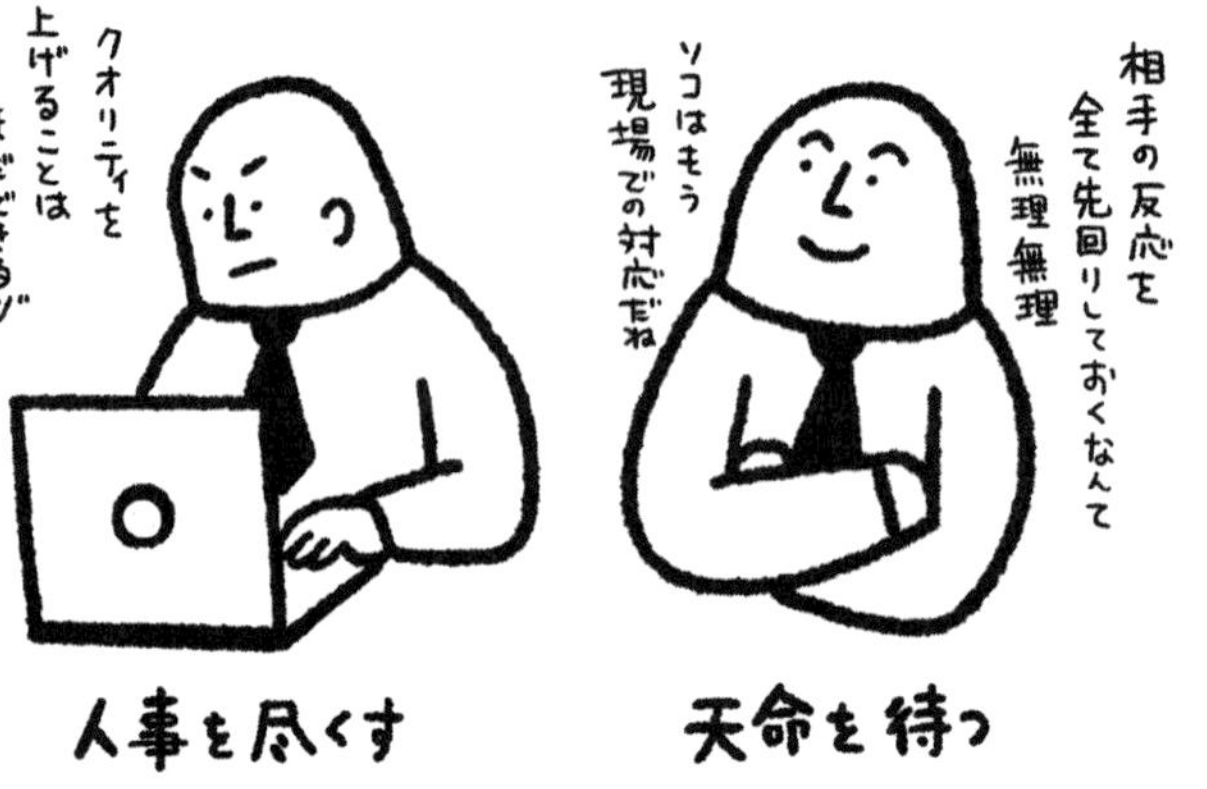
クオリティを
上げることは
まだできるゾ
ソコはもう
現場での対応だね
相手の反応を
全て先回りしておくなんて
無理無理
人事を尽くす
天命を待つ

自分がコントロール可能か不可能かを見極めておくことが前提となる。

帯や息抜きのタイミングを決めることで、脳は緊張状態から解放され、各タスクをシンプルに処理しやすくなります。たとえば、「朝の1時間はアイデア出しに専念し、昼食後はリサーチに集中する」といったスケジュールを組むことで、行動が小分けに管理でき、効率的な作業が実現します。

さらに、自分ひとりで解決できない問題に直面したときは、他者の知恵や助けを借りることも、実は〝人事を尽くす〟一つの方法です。脳は社会的な動物であり、信頼できる仲間や協力者がいると、不安や孤独を軽減しながら効率よく準備を進めることが可能になります。

一方で、人事を尽くしたあとに待ち受ける〝天命〟とは、自分ではどうにもコントロールできない要素、たとえば天候、相手の反応、運などを意味します。これらは自分の努力が直接影響できないため、受け入れるしかありません。

「ここは自分の力が及ばない領域だ」と割り切ることで、脳は安心して次の行動に向けたエネルギーを貯蔵でき、失敗に直面しても「こんなこともあるか」とスムーズに切り替えられるのです。また、いくら天命によって不本意な結果になったとしても、人事を尽くしていれば、必ず何らかの成功体験や学びが脳に刻まれ、それが次へのステップとなり、結果的に大きな成功につながる場合も多々あります。

こうして、「人事を尽くして天命を待つ」という姿勢をモットーに行動を重ねると、脳内では〝行動が先で自信はあとからついてくる〟というサイクルが自然に回り始め、たとえ失敗しても柔軟に軌道修正できる安心感が育まれ、他者からの評価に必要以上に振り回されることがなくなるのです。

マインドセット：自由に生きるための心の整え方

ここからは、揺るがない自分を築くためのマインドセットに焦点を当てて見ていきます。

どんな過去や環境であっても、脳は常に学習し変化し続ける柔軟性（可塑性）を持っているという事実を理解することが、自由に生きるための第一歩です。この柔軟性を信じることで、「自分らしく、自由に生きる」余地が広がり、あなたが「当たり前」と感じる思考や感情ですら、実はいつでも書き換えることができるのです。

【第8の方法：自由なマインドで生きる】

日々忙しい生活の中で、つい「まだ足りない」や「次はもっと頑張らなくては」と自分にプレッシャーをかけてしまいがちです。しかし、そのような思考に固執すると、本来すでに持っている小さな幸せや満足感を見落としてしまい、せっかく脳が得られる快感や充実感を十分に感じられなくなってしまいます。

例えば、昼下がりの陽ざしを浴びながらゆったりとコーヒーを飲むひとときや、友人との何気ない雑談は、脳にセロトニンを分泌させ、自然とリラックスモードに導いてくれるのです。このような日常の小さな瞬間に意識を向けることで、「今この瞬間も十分に価値がある」と自分を肯定できるようになります。

また、私たちは「みんなから好かれるのは無理だ」という現実を受け入れる勇気も必要です。人はそれぞれ異なる感性や価値観を持っており、すべての人に好かれようとする試みは、逆に自分自身の軸を見失わせ、脳に過度な緊張をもたらします。

自分らしさを貫くためには、他者からの評価に過剰に依存することなく、自分自身の価値

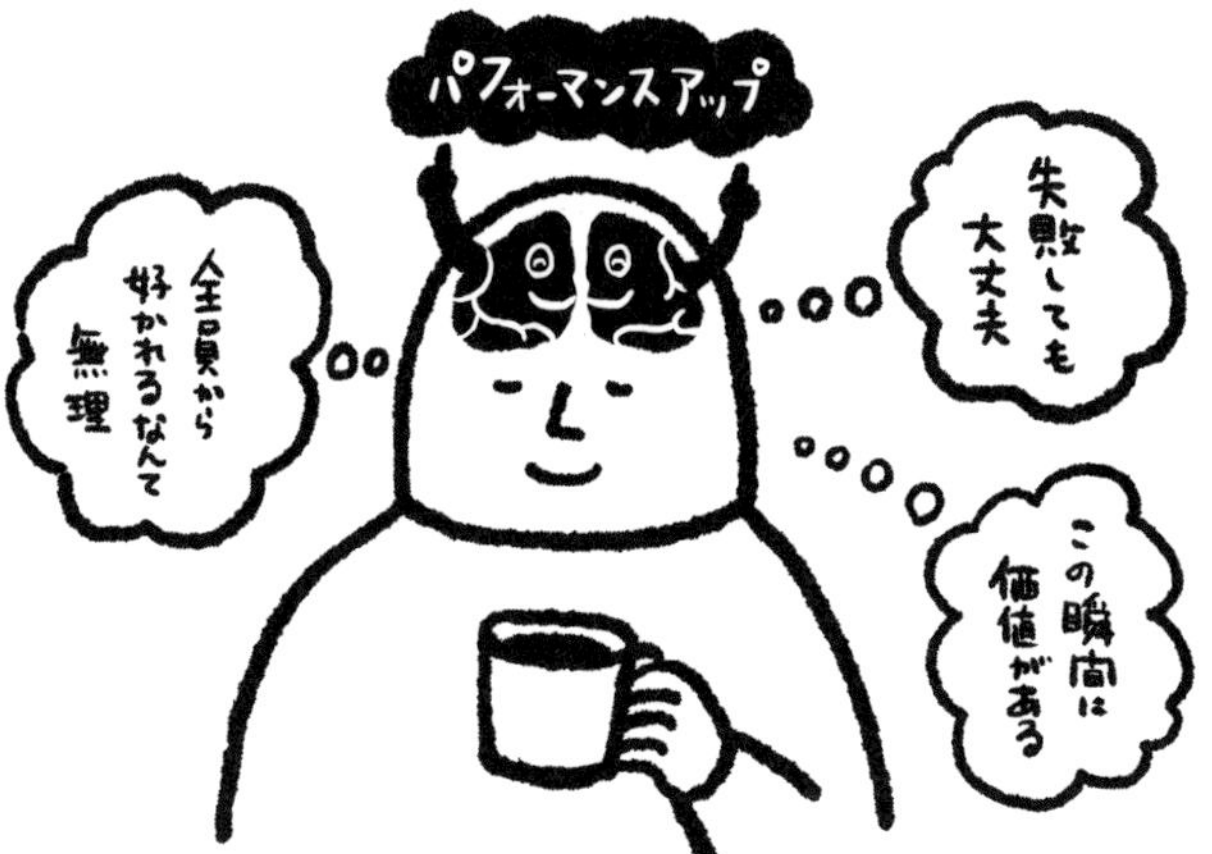
パフォーマンスアップ
失敗しても大丈夫
全員から好かれるなんて無理
この瞬間に価値がある

脳に良いマインドセットを備えておくと自然とパフォーマンスも上がってくる。

や信念を大切にすることが肝心です。「嫌われたくない」という自然な感情に固執するあまり、内面的な自分を見失わないようにするためには、「自分がこうありたい」という明確な指針を持つことが、脳のストレスを軽減し、安心感を育む鍵となります。

その結果、「失敗しても大丈夫」や「ダメなら次、また次」と柔軟に切り替えられる思考が、他者や失敗に対する恐れを和らげ、心の安心感を生み出すのです。たとえば、何か新しいことを始めるときに、「これがうまくいかなくても別の方法がある」と自分に言い聞かせるだけで、脳は余計なプレッシャーから解放され、前向きに行動できるようになります。

また、柔軟な思考を持つことは、時に「ブレている」と誤解されがちですが、実際は「失敗を恐れず、必要に応じてやり方を変える」姿勢こそが、本当の意味で自分軸をしっかりと保つための重要な要素です。そうすることで、脳は「一度の失敗で全否定しなくていい」と学習し、失敗や他者評価への過度な恐れを和らげていきます。

ここでひとつ考えたいのは、自己肯定感の低さが「他者評価への過剰な依存」から生じるという点です。多くの人は、自分の価値を「周囲がどう思うか」で測ろうとする傾向にあります。これは社会生活においてある程度必要な行動ではありますが、もし「他者評価が低い＝自分には価値がない」といった固定観念が強く植え付けられてしまうと、些細な失敗や批判で自信を大きく失いやすくなります。

日本社会では、特に「周囲から浮かないようにする」や「協調性を乱さない」といった価値観が強調されるため、外部からの評価に過度に依存する脆さを抱えがちです。SNSなどで「承認」を得ると、脳の報酬系が刺激され一時的な快感を得られます。しかし、この快感に依存すると、次々と承認を求めるループに陥り、外部評価に一喜一憂してしまう危険があります。

表面的には自信満々に見えても、実際には小さな批判や「いいね」の数の変動で容易に揺らいでしまう、これが「偽りの自信」の落とし穴です。一度このループに入ると、脳は「もっと褒められたい」「次はどんな投稿をすれば目立てるか」と休む間もなく刺激を求め、短期的なモチベーションとしての承認欲求が強まる結果となります。そのため、外部からの承認に頼るだけでは、本当の意味での安心感や自己肯定感を育むことは難しいのです。

一方、自己肯定感は、「結果や他者評価に左右されずに『自分は存在していていい』という感覚」を土台としています。つまり、内面から「これで大丈夫」と感じる力を養うことが、外部の評価に左右されにくい自信を築くための鍵となります。

人間であれば、完全に他人の意見を無視することは難しいですが、自己肯定感のある人は「他者評価はあくまで参考程度」とし、自分の存在価値とは直接関係しないという意識を持つ傾向にあります。たとえ批判や期待通りの反応が得られなくとも、「自分は存在していていい」という揺るぎない安心感があれば、心は大きく揺らぐことはありません。

では、私たちはどうすれば〝偽りの自信〟に振り回されずに、本当の自己肯定感を育てられるのでしょうか。そのために、以下のようなアプローチが有効です。

まず、ＳＮＳや外部評価との距離感を見直すことが大切です。ＳＮＳの楽しみ方を全面的に否定する必要はありませんが、承認欲求を満たすためだけに利用していると、脳が「もっと、もっと」と刺激を求め続ける状態に陥ってしまう危険性があります。例えば、１日のうち一定の時間、ＳＮＳから離れる〝デジタルデトックス〟を実践したり、「ただ他人の投稿を眺めるだけでなく、自分が本当に好きな情報発信をしているか？」と自分自身に問いかけたりする習慣を持つことで、脳に「ここからは休んでいい」という境界をしっかりと伝えることができ、ドーパミンの無限ループを断ち切る効果が期待できます。

次に、「承認＝快感」で終わらせず、次のステップを意識することが重要です。仮にSNSや周囲の人から賞賛を受けたとしても、それで満足するのではなく、褒められた部分をどのようにさらに伸ばしていくかを考えることが、承認欲求に振り回されにくくする鍵となります。例えば、「写真が素敵と言われたら、今度は撮影技術を磨いてみよう」や「プレゼンが上手だと言われたら、他の資料作成やコミュニケーション技術にも応用できないか」といった具合に、賞賛を一時的な快感ではなく、〝自己成長〟のための貴重な学びの材料として捉えることで、脳は建設的な方向にドーパミンを使い、より持続的な自信へとつながります。

さらに、行動の〝軸〟を自分に置くことが求められます。承認欲求が強いと、どうしても「他人にどう見られるか？」が行動の中心になりがちです。しかし、「そもそも自分は何をしたいのか？」という問いを常に心に留めることで、外部評価に左右されにくい行動が可能になります。例えば、SNSに投稿する場合でも、「自分が本当に楽しいと思っているから発信したい」という気持ちで取り組むと、「いいね」を獲得するためだけに投稿する場合とは全く異なる脳の活動パターンが生まれ、セロトニンやオキシトシンといった、安心や共感を

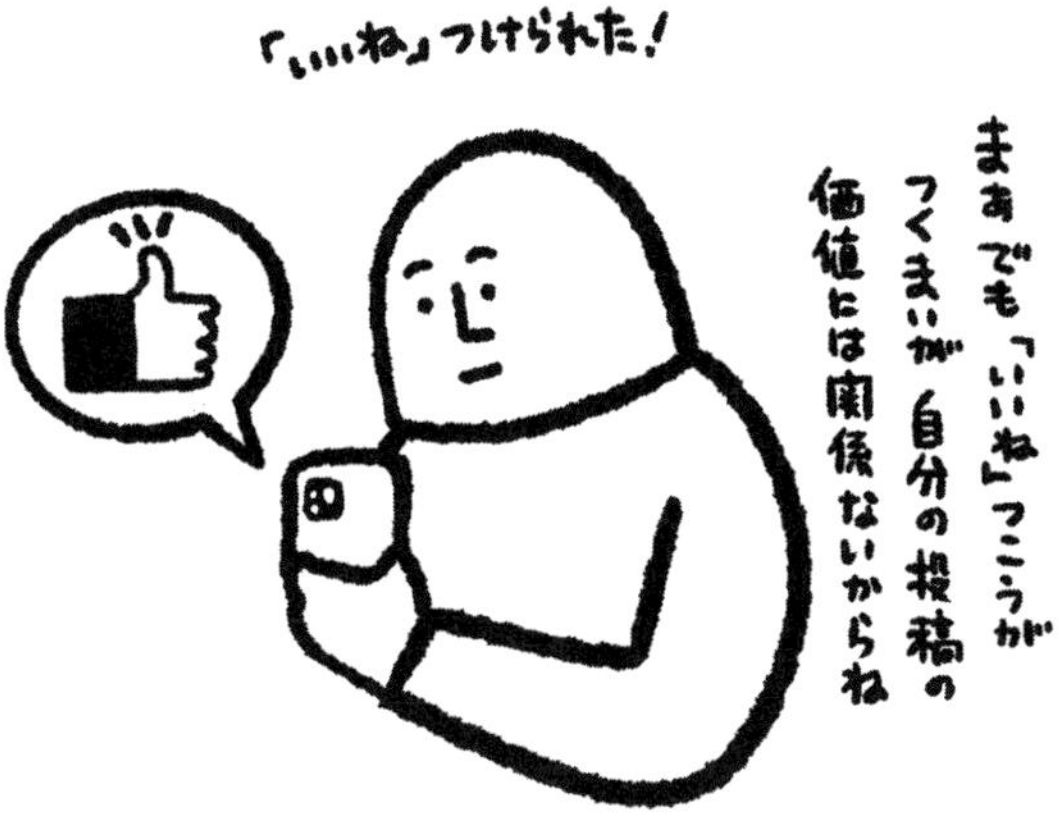
「いいね」つけられた！
まあでも「いいね」つこうが
つくまいが 自分の投稿の
価値には関係ないからね

「いいね」がつくのは嬉しいもの。しかしそれに囚われ過ぎては自分を見失う。


もたらす物質の分泌が促され、心がより落ち着いて継続的に行動できるようになります。

　また、承認欲求を「危険」とは捉えず、脳にその必要性がないと学習させることも重要です。承認を受けたときに喜びは感じても、それに固執して自分の価値を他者の評価だけで測ろうとすると、脳が余計に過敏に反応してしまいます。「褒められるのは嬉しいけれど、褒められなくても自分の価値は変わらない」という考え方を、徐々に自分自身に浸透させることが大切です。すぐに実践するのは難しいかもしれませんが、少しずつその考え方を学習させることで、脳の報酬系が安定し、過剰な承認欲求から解放されるでしょう。

　そして、偽りの自信に振り回される原因は、自分自身の基準を見失ってしまうことにあります。どんな行動も「他人がどう思うか？」を優先すると、本当にやりたいことや必要なことが後回しになり、「あれ、自分は何が好きだったんだろう？」と自分を見失ってしまいがちです。

その結果、脳は「自分は他人の承認なしには何もできない」と誤った学習を進め、自己肯定感だけでなく不安感までも増幅させてしまいます。

しかし、「自分が何を好きで、何を価値だと感じるのか」を明確にすることで、たとえ周囲から賞賛が得られなくても、継続して行動する意欲が維持され、脳は「これは自分にとって意味がある」と判断して報酬系をコントロールしやすくなります。その結果、結果がどうであれ「自分はこれを大切だと思うから取り組む」というスタンスが、徐々に本当の自己肯定感へとつながっていくのです。

行動：自己実現をあと押しする実践法

最後に、「自分の強みと生きがい」を最大限に活かす実践方法について考えてみましょう。

脳は〝好き〟や〝楽しい〟と感じている状態でこそ、最も学習効率や創造性を発揮します。

つまり、自分が心から楽しく取り組める分野でこそ、自然と力が伸び、成長の速度も向上す

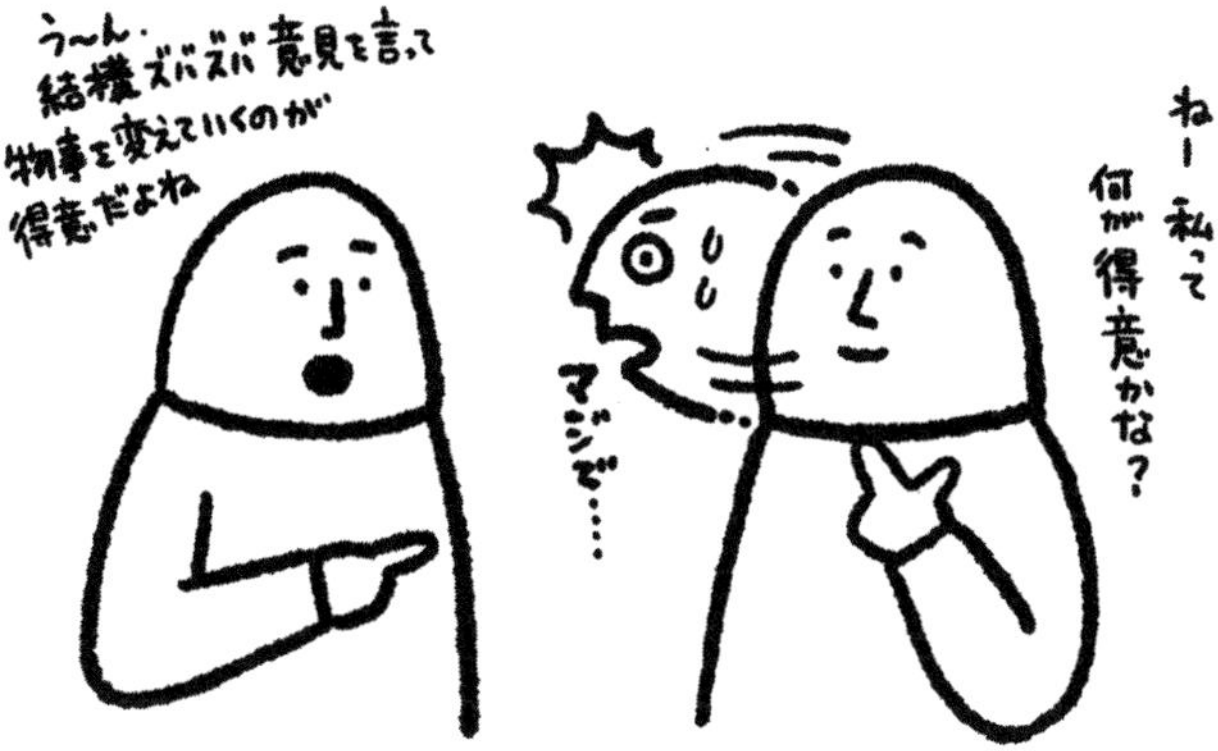
う〜ん。
結構ズバズバ意見を言って
物事を変えていくのが
得意だよね
ねー私って
何が得意かな？
マジで……

自分の得意なことは案外他人のほうがよく見えているもの。

るのです。

　まず、自分の強みを正確に把握することが重要です。たとえば、「時間管理が得意」「新しいアイデアを思いつくのが好き」「淡々と決められた作業をこなすのが得意」といった個々の能力や好みは人それぞれです。周囲の人に「私は何が得意だと思う？」と尋ねることで、自分では気づかなかった強みを発見できるかもしれません。

　次に、楽しんで続けられる環境を意識的に選ぶことが大切です。脳は〝快〟を感じられる状況でこそ長期的にパフォーマンスを発揮します。どんな職場や環境に身を置くか、どんな仲間と一緒にいるかは、皆さんが思っている以上に脳のパフォーマンスに大きく影響するのです。そのため、〝好き〟や〝楽しい〟を活かせるフィールドを意識的に選ぶほうが、最終的に大きな成果を得られるでしょう。

私の好きな言葉に、論語の「知之者不如好之者、好之者不如楽之者」があります。これは「知る者は好む者に及ばず、好む者は楽しむ者に及ばない」という意味です。要するに〝楽しんでいる人が最強〟ということなのです。脳は「快」を感じている状態でこそ最も学習効率が高く、創造性も発揮されます。


また、「これ以上はできない」というところまで努力を重ねると、たとえ思うような結果が得られなかったとしても、脳はその行動プロセスから〝次に活かせる成功体験〟を取り出しやすくなります。ここでいう〝成功体験〟とは、いわゆる〝完璧な成功〟だけではありません。

「今日のプレゼンは思ったよりウケが良くなかったけど、資料づくりの段取りは工夫できた」といった、小さな発見や改善点もまた脳にとっては〝成功〟の一種なのです。こうした「人事を尽くして天命を待つ」という姿勢がもたらすのは、自分がコントロールできる部分と、コントロールできない部分をきちんと切り分ける強さだと言えます。

以前から何度も出てきたように、〝自信をもってから行動する〟のではなく、〝行動するからこそ自信があとから育っていく〟という原則は、まさに「人事を尽くして天命を待つ」精神にも通じるものです。

さらに、以下のポイントも重要です。

・小さな成功体験が脳内のイメージを変える

行動を起こし、結果がどうであれ得られる経験値は、脳にとって「意外とやれるじゃないか」と上書きされる材料になります。小さな成長が積み重なるほど、失敗に対する過度な恐怖感は和らぎ、次の挑戦に必要なエネルギーを得やすくなるのです。

・柔軟な思考がブレない軸を育む

「ダメだったら次を考える」といった柔軟性は、一見すると〝腰が引けている〟ようにも見えますが、実は脳が失敗を大きなリスクと捉えずに済むため、自己肯定感を損なわずにいられる秘訣でもあります。むしろ、「この方法がダメならすべて終わり」と極端に考えるより、柔軟に方向転換することで、失敗のダメージを最小限に抑え、立ち直りやすい環境を作るのです。

脳が最もストレスを感じるのは、「自分の力ではどうにもならない領域」を無理にコントロールしようとしたときです。たとえば、完璧なタイミングで天気が味方してくれるか、相手が望むリアクションをしてくれるかといったことは、こちらの意志では変えられない要素です。しかし、自分がどんな準備をし、どのような視点を持つかは、〝人事を尽くす〟範囲内で十分にコントロール可能なのです。

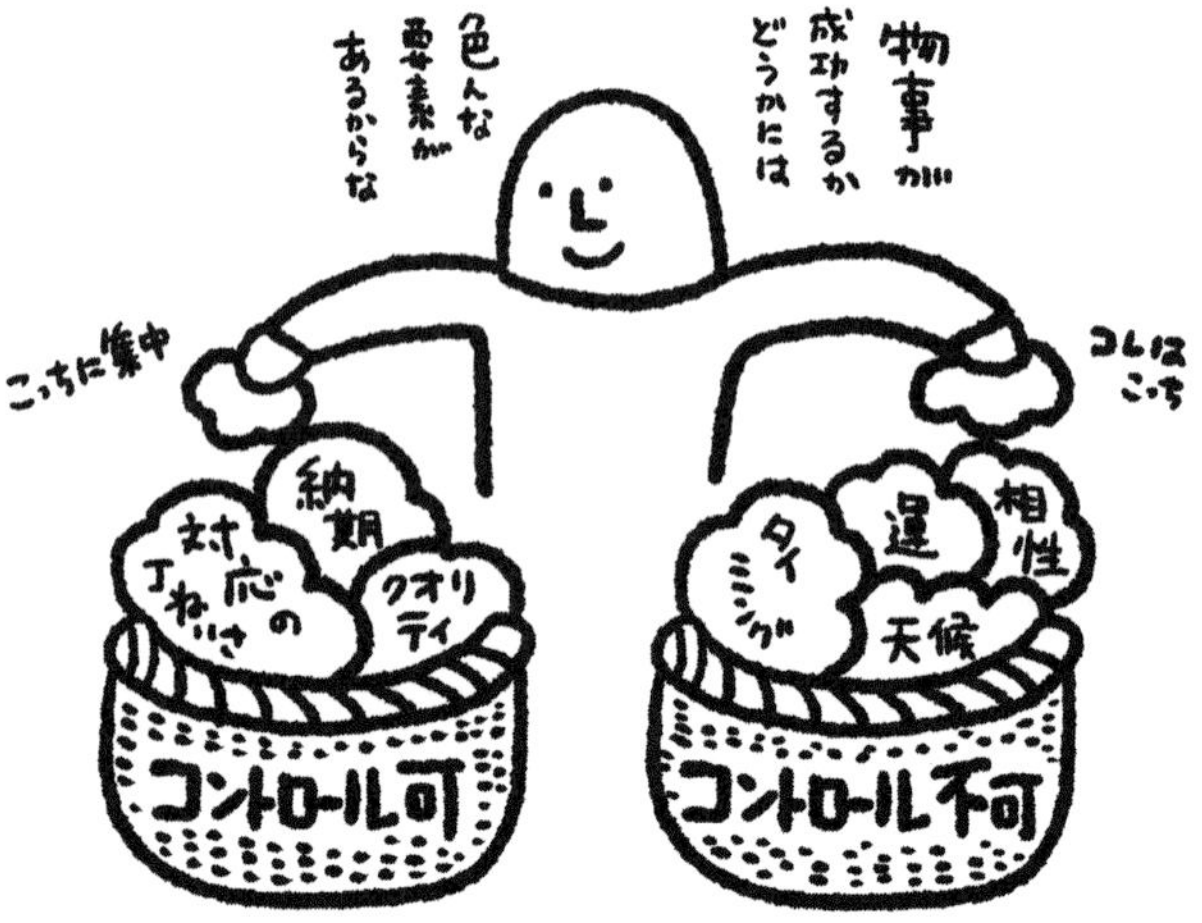

コントロール可能か、不可能かをあらかじめ切り分けて整理しておくことが大切。

・結果を受け入れる強さ

全力で準備を重ね、最善を尽くしたうえで得られた結果なら、脳は「これだけやったなら仕方ない」と納得しやすくなります。その納得感が、次の行動への切り替えや新しい学びを生み出す原動力となります。

・コントロール可能な部分に集中する

天候や相手の好みなど、自分ではどうしようもない変数に執着しすぎると脳は疲弊します。逆に、「ここは変えられる」「ここは協力を仰げる」といった自己がコントロール可能な要素にエネルギーを注ぐことで、同じ労力でもより高いパフォーマンスを発揮できるのです。

まとめ：脳を書き換え、ブレない自己を育む

私たちの脳は、自分が思っている以上に〝あいまい〟な情報処理をしています。ふと過去を振り返ったときに、以前は「どうしてうまくいかなかったんだろう」と落ち込んでいた失敗が、あとになってみると「そこから学んだおかげで次のステップに進めた」とポジティブに捉えられるようになっていたりすることがあるのではないでしょうか。

これは、脳がもともと持つ「記憶を再構築するプロセス」によるもので、〝絶対的な失敗〟や〝絶対的な成功〟というものは実のところ存在しない、という事実を象徴しています。つまり、自分とは「ある瞬間の思考や解釈が積み重なってできあがった存在」であって、けっして固定されたものではないのです。

さらに、他者とのコミュニケーションや集団の力を活かすことは、脳にとって大きな安心感をもたらす手段のひとつになります。たとえば、ＳＮＳで目立たなければいけないとか、承認欲求を満たすために周囲の目を気にしすぎる……そんな習慣に縛られすぎると、私たちの脳は不安や焦燥に振り回されやすくなります。逆に「人との程よい距離感」や「お互いを補い合う協力関係」を意識するようになると、承認欲求にとらわれる時間が自然と減り、自己肯定感の土台をより安定させていくことができるのです。

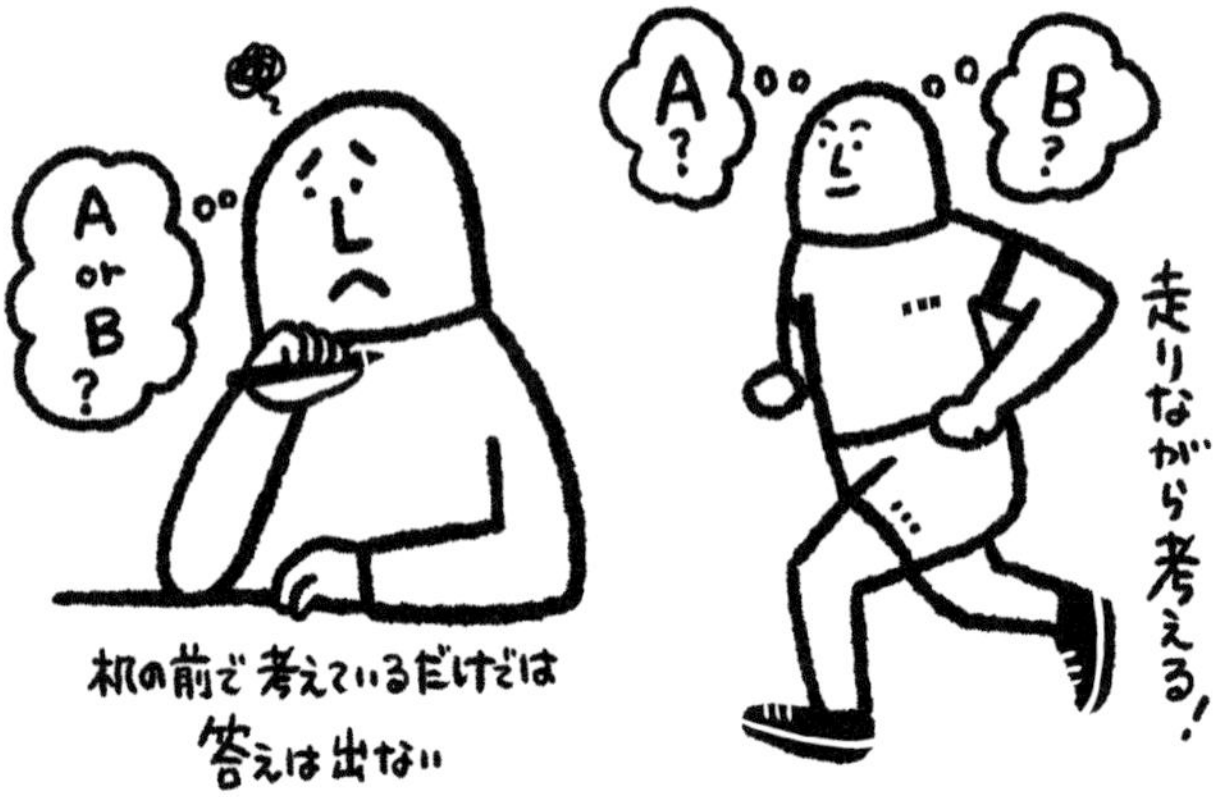
A or B ?
机の前で考えているだけでは
答えは出ない
A ?
B ?
走りながら考える!

人生は短いので、完璧になるまで準備していたら終わってしまう。行動しながら考えていくことが重要。

加えて、柔軟に自由に生きられるマインドセットを身につけることも大切です。脳の可塑性を信じ、自分なりの強みを意識しながら、他者の生き方とは少し違うスタイルを許容してみる――最初は「自分だけ周りとズレているのではないか」という不安を抱くかもしれません。ですが、その〝違い〟を無理なく尊重し始めると、行動のストレスがぐっと減り、いつのまにか「ブレない自分」へと一歩ずつ近づいている自分に気づくようになります。

そうはいっても、私たちは「完璧に用意ができてから動き出したい」と考えがちです。ところが、実際には〝やればやるほど次の可能性が見えてくる〟のが脳の仕組みでもあります。

昔から「人事を尽くして天命を待つ」と言い伝えられてきたように、まずは行動してみることで結果が生まれ、その結果を受け入れてまた次のステップへと向かうプロセスによって脳が刺激され、肯定的なイメージを積み重ねさせます。振り返ってみると、かつて「自信なんてまるでなかった」と嘆いていた自分が、知らぬ間に新たな視点や可能性に気付いていたのは、脳内で新しい回路が着実に形成されていった証拠です。

だからこそ、「自信がない自分はダメなんだ」などと思う必要はまったくありません。むしろ、〝あとから湧いてくる自信〟を頼りに行動を積み重ねていくほどに、あなた自身の〝軸〟はしなやかでありながら、揺るぎない存在へと変わっていくはずです。たとえ最初は自信が持てなくても、「とにかく行動して、得られた結果を糧に次へ進む」というプロセスを繰り返すうちに、自然とかつて悩んでいた頃とは違う視点が手に入るでしょう。

そして、次章ではいよいよ「自信を〝持ちたい〟と思わなくなる瞬間」について掘り下げていきます。人はなぜ、行動を重ねることで、「そもそも自信の有無にこだわらなくてもいい」という境地にたどり着くのか。引き続き、自分の脳と心の可能性を信じながら、ページを進めていただければ幸いです。

コラム4

自信の両面性
～スポーツ、歴史、芸術、経営、そして科学に見る成功と失敗～

試合時間は残り数秒、ポイントは同点ー観客席は静まり返り、数万のファンが固唾を呑んで次の瞬間を待ち構えていた。その緊迫した空気の中、ボールを託されたのは、バスケットボール界の伝説、マイケル・ジョーダンでした。彼の額には汗が滴り、全身に緊張が走っていたが、瞳は燃えるように輝き、「自分なら必ず決められる」と固い信念に満ち溢れていました。ジョーダンの手から放たれたボールは、まるで時が止まったかのような美しい放物線を描き、ゆっくりとリングへと吸い込まれていく。そして…その瞬間、決まった！試合終了の合図が鳴る直前、ジョーダンの見事なシュートがリングに吸い込まれ、チームに劇的な勝利をもたらしたのでした。

勝敗を分ける「自信」という名の魔法。スポーツの世界では、勝負を決する要因は技能や体力だけではありません。トップアスリートたちを見ていると、数値では表すことのできない見えない要素が大きな差を生み出しています。それが「自信」です。自信とは、単なる自己満足ではなく、日々の努力や失敗から学び、培われる確固たる信念で、アスリートたちが土壇場でも平常心を保ち、実力を最大限に発揮するための原動力となっています。

自信にあふれる選手は、決定的な瞬間に自らの力を信じられますが、逆に自信を失った者は、本来の実力を発揮できず、悪循環に陥ることもあると言います。適度な自信は成功を引き寄せる一方、過度の自信、すなわち過信は、予期せぬ落とし穴となり、取り返しのつかない失敗を招くリスクを孕んでいるのです。つまり自信は諸刃の剣とも言えるのでしょう。

歴史に刻まれている数々の栄光と挫折のドラマから、「自信」が持つ力とその両面性について探ってみましょう。

スポーツにおける自信と過信

冒頭にご紹介したマイケル・ジョーダンは、キャリアの中で９０００本以上シュートを外し、３００試合近く敗北を経験したと言います。それでもめげずに、その数々の失敗から学んできた結果、26回ものウイニングショットを任され、「だから私は成功しているのだ」と語っています。失敗を恐れず何度も挑戦し続けたその強靭なメンタリティこそが、彼を史上最高の選手へと押し上げた秘訣なのです。

また、ボクシング界の世界的レジェンド、モハメド・アリも自信の体現者でした。試合前から大口を叩き、自らを「史上最強」と豪語するアリの姿は印象的でした。彼は「自分の心が思い描き、心から信じることができれば、それを成し遂げられる」「偉大なチャンピオンになるには自分がベストだと信じなければならない。たとえ違っていても、そういう〝ふり〟をするんだ」「俺は史上最高だ、証明する前からそう言い切っていた」と豪語しました。

この「俺は一番だ」という自己暗示ともいえる勝利宣言は、周囲から傲慢に映ることもありましたが、リング上で次々と驚異的な勝利を収めた結果、その自信は確固たる実績によって裏打ちされていました。まさに「有言実行」、現実の勝利へと繋がったのです。対戦相手に与える心理的プレッシャーは相当なものだったでしょう。自信がいかに強力な武器となるかを物語っています。

テニス界でも、自信が栄光を支える原動力となった例は数多くあります。たとえば、女子テニスのビーナス・ウィリアムズは、若い頃から高い期待と批判の中で戦いながらも、内なる自信を失うことはありませんでした。「生意気だと言う人もいるけれど、たとえ周囲が疑っても、自分自身を信じなきゃいけない－それができれば、その時点で勝者なのよ」と断言し、周囲の疑念や逆風にも負けずに自己を信じ続け、数多くのグランドスラム・タイトルを獲得してテニス史に名を刻んだのです。

誰よりも自分を信じる姿勢が大舞台での実力発揮に直結していることが、彼女の言葉からも強く伝わってきます。

こうした勝者たちのエピソードから浮かび上がるのは、本物の自信は根拠のない幻想ではなく、日々の努力や経験によって確実に培われるものであるということです。ジョーダンは高校時代、一度チームから外される挫折を経験しましたが、そのあと猛練習に打ち込み、「重要なのは決して倒れないことではなく、倒れても起き上がることだ」と自らを鼓舞しました。彼のように、数え切れない失敗を乗り越え、自己信頼を着実に築く姿勢こそが、挑戦を恐れず成功へと導く鍵であると言えるでしょう。

同様に、ＮＢＡの名選手コービー・ブライアントは「ここ一番で冷静でいられるのは、何千回もその瞬間を練習してきたからだ」と明かし、「自信は準備から生まれる」と説いています。彼は誰よりも早くジムに通い、徹底した反復練習により土壇場でも平常心を維持する技を身につけたのです。

こうしたエピソードは、入念なトレーニングと成功体験の積み重ねが、脳に「もう大丈夫、できる」という確信を与え、実力発揮へと繋がることを示唆しています。

また、自信を育む上では、メンタル面での工夫も極めて重要です。モハメド・アリが語った「ベストでないなら、そういう〝ふり〟をしろ」という言葉は、“なりきる”ことで自信を引き寄せる心理テクニックを示しています。実際に、自信がないときほど、胸を張ってポジティブな自己暗示をかけることで、気持ちが前向きになり、挑戦に対する勇気が湧く経験は、多くの人が実感してきたのではないでしょうか。アリはまさに「フェイク・イット・ティル・ユー・メイク・イット（できるようになるまで演じろ）」の精神で己の力を信じ抜きました。

心理学者アルバート・バンデューラの自己効力感理論（後述）によれば、「自分はできる」という信念が高い人ほど、困難に粘り強く挑戦し、努力を続ける傾向があると言います。複数の研究結果から、自己効力感が高い人はスポーツ成績も良くなるというデータも報告されています。その差はわずかなものかもしれませんが、その違いが大きな結果の差を生むことを示しています。

しかし、こうした自信満々の成功者の中には、自信が行き過ぎた結果、過信となって失敗を招いてしまった事例も少なくはありません。

例えば、1990年のプロボクシング史上最大の番狂わせとして語り継がれているのは、世界ヘビー級チャンピオンであったマイク・タイソンの敗北劇です。挑戦者ジェームス・〝バスター〟・ダグラスとの試合前日まで、タイソンは対戦相手を「素人同然」と侮り、十分な準備を怠りました。タイソン陣営は慢心に陥り、試合用の氷嚢すら持参せず、急遽グローブに氷水を入れて応急処置を施す始末でした。結果、挑戦者ダグラスは気迫あふれる闘いでタイソンを打ち負かし、10ラウンドでKO勝ちを収めました。誰もが信じられないといった衝撃を受けました。タイソン自身もあとに「あの時はダグラスを侮り、自分は絶対に負けないと過信していた」と認め、絶対的王者であっても慢心という隙につけ込まれれば敗北を喫する可能性があることを痛感しました。

こうしたスポーツ界のエピソードは、脳が自信という感情とどれほど深く結びついているかを示唆しています。脳科学者の茂木健一郎は、将棋棋士の羽生善治との対談で「脳は『根拠のない自信』がないとうまく働いてくれない」と指摘しています。多少根拠に欠けたとしても、それが楽観的すぎる自信であっても、脳にとってはポジティブな潤滑油となり、能力発揮を助けるのだと言います。

実際、勝敗の経験そのものが脳内物質に変化をもたらし、勝てば勝つほど次も勝ちやすくなるという自己強化的なサイクルが生じるのです。このような現象は「ウィナーズ・エフェクト」として知られています。

脳研究者のイアン・ロバートソンは、成功体験がテストステロンやドーパミンの分泌を促し、自信と危険を承知の上で行動できる「リスクテイク能力」を高めると言います。一方、勝利を重ねすぎると判断力が鈍り、大きな失敗を招くリスクがあると警鐘を鳴らしています。また、信じる気持ちがもたらすプラセボ（偽薬）効果も無視することはできません。試合前に決まった音楽を聴いたりルーティンを繰り返したりする行動は、不安を和らげ平常心を保つ助けとなり、それが脳と身体の協調を引き出す役割を果たしています。

歴史に学ぶ勇断と慢心

スポーツだけでなく、歴史上の偉人たちにも、自信が成功を呼び、過信が失敗へと導いた事例は数多く存在します。日本の戦国時代を思い起こしてみても、武将たちの生き様には、まさに自信と過信の両面性が色濃く表れています。

たとえば誰もが知っている通り、織田信長は、1560年の桶狭間の戦いで、わずかな手勢で今川義元の大軍を奇襲し、勝利を収めました。雷雨の中、油断していた敵将を打ち破った信長の決断は、彼自身の「自分ならできる」という揺るぎない自信に裏打ちされていたのでしょう。しかし、その一方で、天下統一目前の1582年、本能寺の変において、家臣であった明智光秀の謀反に遭い自害に追い込まれるという悲劇も招いています。信長は、日常の成功に甘んじ、家臣の裏切りの可能性や不満を見落としていたのではないかと言われています。過信が最大の失策となったと言えるでしょう。

豊臣秀吉もまた、身分の低い徒士から天下人へと成り上がった例として、多くの人に愛されています。そのサクセスストーリーの裏側には、揺るぎない自信があったと想像できます。彼は1567年、美濃攻めの際に墨俣に一夜で築いた、いわゆる「墨俣一夜城」による奇襲の成功により信長からの信頼を勝ち取りました。そのあとの成功はとんとん拍子でしたが、晩年になると、自らの権勢に酔い、朝鮮出兵（文禄・慶長の役）という無謀な侵略戦争に乗り出しましたが、この出来事は、豊臣政権の衰退を招く大きな転機となったのです。これも成功体験に浸りすぎた結果、現実の情勢を見誤った典型例としてよく引き合いに出されます。

一方の徳川家康は、戦国の荒波の中で冷静な判断と慎重な戦略に基づく自信を武器に、関ヶ原の戦いで勝利を収め、１６０３年には江戸幕府を樹立しました。家康は短期的な挫折や敗北に対しても落ち着いて時機を見極め、自らの可能性を信じ続けた人物と評されています。たとえば、１５７２年の三方ヶ原の戦いで武田信玄相手に大敗を喫した経験は、家康にとって大きな屈辱でしたが、これを教訓に戦略を見直し、柔軟な判断力を養うことができたと言います。敗北後、彼は自己の弱点を徹底的に反省し、必要な時には撤退や待機を選択する柔軟さを身につけたのです。まさに、過信と慢心を戒め、自己修養を重ねた結果こそが、最後に天下を取るための確固たる土台となったのでしょう。

また、武田信玄は、甲斐の虎としてその卓越した戦術眼と指導力で数々の合戦に勝利しました。彼は孫子の兵法を学び、「風林火山」の旗印のもと、配下の武将たちに強い自信を与え、戦場での士気を高めました。しかし、信玄の死後、その子・武田勝頼は、父の威信や過去の勝利を過信し、織田信長・徳川家康連合軍との長篠の戦いで無謀な正面攻撃に出た結果、大敗を喫し、武田家は急速に衰退、やがて滅亡してしまいました。信玄が築いた最強軍団も、後継者の慢心により崩壊してしまったという事例は、過信が致命的な結果を招く危険性を如実に示しています。

芸術と創造性ー自信が革新を生む一方で

スポーツや歴史に限らず、近現代の芸術の世界にも、自信と過信の両面が色濃く表れています。

パブロ・ピカソは、20世紀美術を革新した天才画家として知られ、その成功は自らの才能を絶対視し、伝統にとらわれず新たな表現に挑み続けた自信に裏打ちされていました。彼は古典的な技法を学びながらも、キュビスムなどの新しい表現方法を創出し、常に実験的な試みを続けたのです。しかし、同時に彼はその強烈な自己陶酔から、時として自らの作品や評価に対して過信に陥ることもあり、晩年には「ピカソが描いたから」という理由だけで、無批判に受け入れられてきた作品もあったと指摘されています。

日本の現代美術家である岡本太郎もまた、破天荒な表現と強烈な自己主張で知られています。彼は「芸術は爆発だ！」というキャッチフレーズの下、型破りな作品を次々と創出し、太陽の塔などの象徴的な作品で世間に衝撃を与えました。岡本は自らの芸術観に絶対の自信を持ち、周囲の批判に屈することなく、自身の道を突き進んだのですが、その強烈なキャラクターは時として、テレビ番組やCMなどでの過剰な自己演出につながり、「奇人変人のタレント」として軽視される一面もあったと言います。彼の芸術は後に再評価されるに至りましたが、過剰な自信が過信に変わるリスクもあることには注意が必要です。

経営の現場で示された自信と謙虚さ

次に、経営の分野に目を向けてみましょう。ビジネスの世界でも、「自信」は企業を成功へと導く重要な原動力である一方、同時に過信が致命的な失敗を招くリスクを孕んでいます。

たとえば、スティーブ・ジョブズはアップル社を世界的な革新企業へと変貌させた天才経営者です。彼は常に自らのビジョンに揺るぎない自信を持ち、デザインやユーザーエクスペリエンスの追求に徹底的に取り組みました。ジョブズは従来の常識を打ち破る大胆な発想と、周囲の反対をものともせずに新たな市場を切り拓く姿勢で知られ、「自分ならできる」という強烈な信念は、iPhoneやiPadといった革新的製品の誕生に結実し、世界中の消費者のライフスタイルを大きく変えました。

しかし、彼の強い自信は時に過信として表れ、アップル初期の製品開発や経営判断において、独裁的な側面や厳格な人事管理が問題視されることもありました。とはいえ、ジョブスは自らの失敗から学び、何度も立ち上がることでアップルを再建し、最終的には世界を驚かせる数々の奇跡を生み出したのです。

また、日本の経営者として、松下幸之助も生涯を通じて「自信」と「謙虚さ」を兼ね備えた経営哲学を実践しました。創業当初から従業員一人ひとりの可能性を信じ、現場主義を貫くことで、パナソニック（松下電気器具製作所）を世界的企業に育て上げました。松下は「人を信じること」が企業の成長に不可欠であると説き、社員との対話を大切にしながら、常に謙虚な姿勢を保ちました。

その経営理念は、単なる自己の自信に留まらず、従業員や社会全体への信頼と期待に裏打ちされ、結果として同社は長期にわたり安定した成長を遂げることができました。その一方、市場の急激な変化やグローバル競争の激化により、経営判断が遅れるといった失敗も経験しましたが、そのたびに松下は柔軟に方針を転換し、学びと成長を続けたのです。

ビル・ゲイツやウォーレン・バフェットのような偉大なリーダーたちも、自信と謙虚さのバランスを巧みに保ちながら事業を成功に導いています。ゲイツは技術革新に対する絶対的な信念をもってマイクロソフトを創業し、世界のコンピュータ市場に革命をもたらしましたが、常に市場や技術の変化に敏感に反応し、柔軟な戦略変更によって過信に陥らず企業を成長させました。バフェットは自己の投資哲学に基づく自信を持ちながらも、常に市場のリスクと向き合い、冷静な判断で投資先を選定する姿勢を崩しません。

これらの経営者たちの手腕は、強い自信と同時に、絶えず自己を見つめ直す謙虚さがあってこそ発揮されたものであり、真のメンタルタフネスの現れであると言えるでしょう。

科学の探求ー直感と検証の両立

ここでさらに、科学の世界における自信と過信のエピソードにも目を向けてみましょう。科学の分野においても、革新的な発見は研究者の揺るぎない自信に支えられています。

たとえば、アルベルト・アインシュタインは、一般相対性理論の構築において、自らの直感と理論に対する絶対的な自信を持ち、従来の常識を覆す見事な成果をあげました。彼の理論は当初、多くの懐疑論にさらされましたが、その後、観測実験によってその正しさが裏付けられ、今日では物理学の基礎となっています。しかしながら、アインシュタインは一方で、量子力学の確率論的解釈に対して頑なに抵抗を示し、「神はサイコロを振らない」と語ったことは、時に過信と評価されることがあります。

新たな発見には、確固たる信念が必要であることは言うまでもありませんが、常に変化する科学の進展に柔軟に対応する必要があることを示しています。

ノーベル賞受賞者であるライナス・ポーリングは、化学結合の研究で輝かしい業績をあげたましたが、その後、ビタミンCの健康効果を強く主張しました。彼は、ビタミンCが風邪や癌の予防・治療に効果があると唱え、多くの支持者を得たものの、その後の厳密な研究によりその主張は否定され、科学界では彼のこの見解は過信や妄信の一例として批判されました。

これらのエピソードは、科学者であっても自らの専門分野外においては、過信や妄信が危険な結果を招く可能性があることを示す、いわば警鐘とも言える事例です。

科学者には、失敗を通じて自己の信念を見直し、次なる発見へとつなげる柔軟さが求められます。実験の失敗や仮説の誤りから学ぶことで、その過程で新たな理論や手法が生み出されてきました。そのため、科学の世界では、過信に陥らず、常に客観的な検証を重ねる姿勢が極めて重要視されているのです。

このように科学界においても、自信は革新的な発見を生むための原動力であり、同時に過信は誤った結論や理論を招くリスクを内包しています。自信と過信の境界を見極めることは、研究者にとっても、成功と失敗を分かつ重要なテーマであると言えるでしょう。

自信の本質と未来への示唆

このように、スポーツ、歴史、芸術、経営、そして科学という異なる分野においても、自信は共通した成功への推進力でありながら、同時に過信という大きな危険を孕んでいます。勝利の瞬間、試合前のルーティン、戦国の荒波の中での一瞬の判断、あるいは新たなビジョンを掲げ市場を切り拓く経営者の決断、そして科学者が新たな理論を構築する際の強い信念が、永遠に人々の記憶に刻まれるように、自信は私たちの人生をも左右する極めて重要な要素なのです。しかし、どんなに自信に満ちている時期であっても、慢心や過信がもたらす失敗のリスクを決して忘れてはならないのです。成功者であっても、失敗の痛みを知り、その経験から学び、次なる挑戦への糧とすることが求められます。

日常に目を向けると、試験、プレゼン、人前でのスピーチなど、緊張の瞬間に「自分なら大丈夫」と信じることの大切さが実感できるはずです。小さな成功体験を一つひとつ積み重ねることで、私たちは自信という「筋肉」を鍛え、そして大一番の時には、マイケル・ジョーダン、モハメド・アリ、ビーナス・ウィリアムズ、さらにはスティーブ・ジョブズや松下幸之助のように、自らの信念を貫いて挑むことができます。彼らは成功の瞬間に自信を武器とし、失敗の痛みから学び、次なる挑戦へと歩み続けることで、歴史に残る成果を生み出してきました。栄光を掴んだ者たちは、口を揃えて「自分を信じろ」と語ります。適切に養われた自信は、私たちの可能性を無限に広げる力そのものなのです。

自信という魔法は、決して初めから備わっているものではなく、日々の努力や経験、そして失敗を通じてあとから確かなものへと育っていくものです。私たちは、スポーツ、歴史、芸術、経営、そして科学の各分野における偉大な人物たちの生き様から学び、自己を信じる力と同時に、常に客観的な視点を持つことで、過信という落とし穴に陥らないよう努めなければなりません。この普遍的な真理を胸に、私たち自身もまた、未来へと続く成功の軌跡を自らの手で刻むことができるのです。

終章

自信を「持ちたい」と思わなくなる瞬間

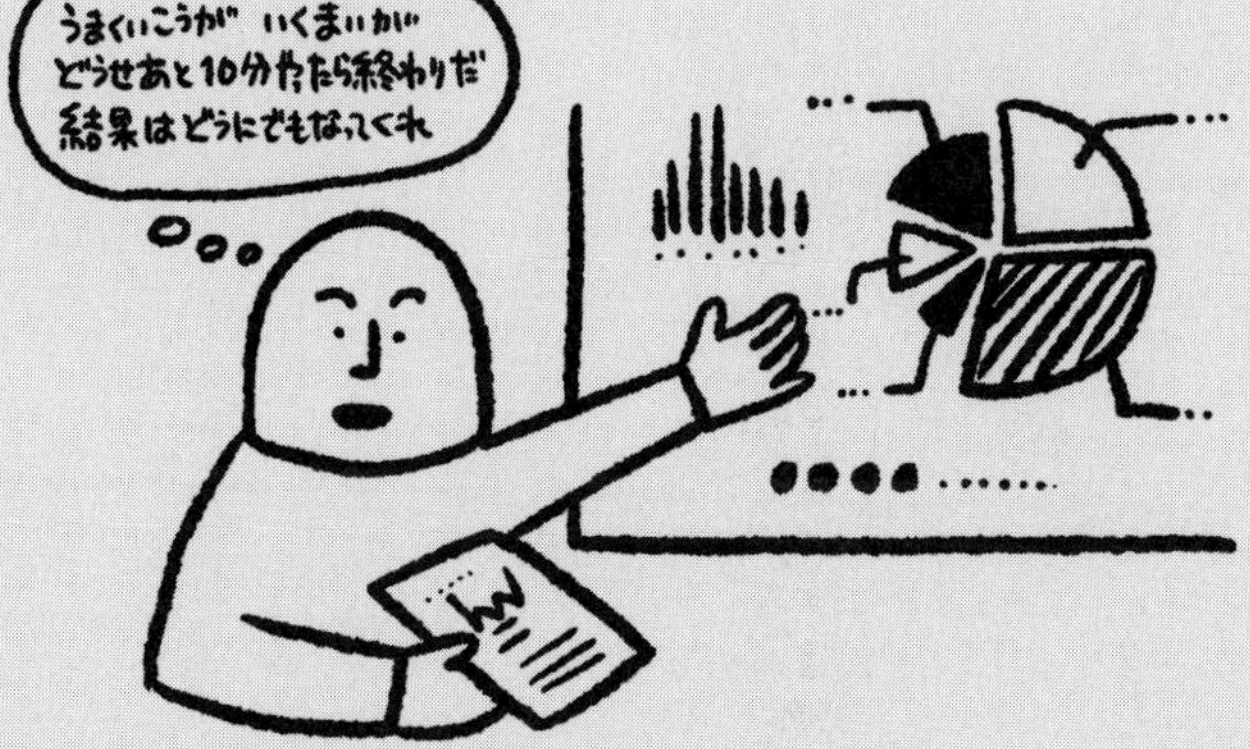
うまくいこうが いくまいが
どうせあと10分たったら終わりだ
結果はどうにでもなってくれ

自信に縛られなくなると、かえってうまくいく理由

ここまでの章で、「自信とは、最初から備わっているものではなく、あとから自然に生まれてくる〝結果〟のようなものだ」という考え方をお伝えしてきました。自信に振り回されず、一歩一歩を積み重ねることで脳が学習し、いつの間にか「できるかも」「意外と大丈夫」と実感できる瞬間が増えていく。そんな経験を重ねるうちに、もはや「自信を持ちたい！」と必死にならなくても、物事がスムーズに進むことが多いのです。

◇

ここで注目すべきは、私たちの脳が「結果をコントロールしようとするほど不安が大きくなる」というメカニズムです。たとえば、大事なプレゼンを控えているときに「絶対に成功しないといけない！」と意気込めば意気込むほど、失敗する可能性ばかりが頭にちらつき、緊張や焦りが高まってしまうことがあります。脳としては結果を支配したいのに、それが実際にはできないと悟り始めると、矛盾がストレスとして増幅されるのです。

しかし、行動を積み重ねるうちに「やるべきことをやったあとは、なるようになる」とい

う心持ちになれると、結果そのものが自分の価値を左右する絶対的な基準ではないと気づき始めます。余計なプレッシャーから解放された脳は、驚くほど柔軟かつ集中力を発揮しやすい状態になり、「なぜかうまくいく」という経験を重ねられるようになるわけです。

たとえば、私自身が初めて海外の学会で発表したときのことを振り返ってみると、「自信を見せなきゃいけない」「会場を圧倒してやる」という気負いが強すぎて、壇上では頭が真っ白になってしまいました。準備は一応していたものの、脳内は「うまくいくかどうか?」という焦燥感でいっぱいだったので、質疑応答では聞かれたことに答えきれず、結局「ご質問、ありがとうございます……」とオウム返しで時間を稼ぐだけで精一杯。

そのあと、先輩研究者から「大切なのは、あなたがどんな研究をしているかを一緒に考えてもらうことであって、完璧に見せることではないよ」と言われ、ハッとしたんです。そこからは「どう見られるか」よりも「自分の研究をいかに共有するか」に意識を向けられるようになりました。すると次の機会には、驚くほど落ち着いて発表できたのです。会場から何度も質問が飛びましたが、全力で説明しようと集中できたおかげで意外とうまく切り抜けられましたし、後日「発表がわかりやすかった」と言ってもらえすらしました。

このように、結果をコントロールしようとしすぎないスタンスでいると、脳のストレス反応が落ち着き、本来の力を発揮しやすくなるわけです。もちろん「失敗したらどうしよう」

という不安はゼロにはなりませんが、行動を重ねているうちに「結局、できることをやるしかない」と腹をくくれるようになり、そこから逆説的に〝落ち着き〟や〝視野の広さ〟が生まれてきます。

他にも、たとえば部活動や趣味の集まりなど、チームで何かを成し遂げようとするとき、最初は「失敗したらみんなに迷惑がかかるんじゃないか」と不安を抱いていた人が、実際に練習を続けているうちに「ここは自分の得意パートを頑張ろう。それ以外は仲間の力を借りればいい」と上手に役割分担を意識するようになり、結果的に不安が減っていく――そんな場面によく出会います。自分にコントロールできる部分がはっきりすると、不安や疑念に囚われず行動できるようになり、やがてはそこから実感が伴った自信が後追いで生まれるのです。

こうした経験を積み重ねていくと、「意外と〝自信〟を気にしなくなった頃に、うまくいき始める」という不思議な実感が得られます。もともと自信は〝行動→学習→脳内評価〟というプロセスを経て培われるもので、〝先に自信を用意してから行動する〟のは難しいどころか、むしろ逆効果になりがちです。行動を通じて「やればできるじゃないか」と体験し、その実感が蓄積された結果として「もう自信があるとかないとか、そこまで気にならなくなった」という状態に至るわけです。

この章では、そうした〝自信を「持ちたい」と思わなくなる瞬間〟をもっと掘り下げ、なぜそこに至った人は伸びやかに行動できるのか、さらに具体例を挙げながら解説していきます。もしあなたが「どうしても自信が持てない」「人前に立つと委縮してしまう」という悩みを抱えているなら、ぜひ「なぜか自信がある人」がたどった道のりを一緒にのぞいてみましょう。

こうした逆説的なアプローチこそが、不安や疑念の呪縛から抜け出し、本来の自分の力を存分に発揮するための大きなヒントになるはずです。

脳を騙すのではなく、脳の仕組みを活かす

脳の仕組みにこだわるのは、「いかにして〝本物の自信〟を育むか」という問題と直結しているからです。小手先のテクニックで一時的に脳を高揚させ、あたかも自信があるように演出することは可能かもしれません。しかし、それでは一度失敗や批判を浴びた途端に、脳が「あれ、やっぱり自分はダメかもしれない」と思い込み、せっかく高まったモチベーションが一気にしぼんでしまいがちです。

たとえば、かつて私が学会発表前に「失敗を恐れずに堂々と振る舞う」というイメージト

レーニングを必死に行ったことがあります。自宅の鏡の前で「私はやれる」「問題ない」と声に出したり、エネルギーが湧いてくる音楽を流してテンションを上げたり……。結果として、当日の朝までは「いけるかも」と思えましたが、いざ壇上に立って質問が一件でも予想外に飛ぶと、一気に頭が真っ白に。

なぜこうなってしまうのか。それは、脳に無理やり暗示をかけるだけでは、〝本番で起こりうるトラブルへの対処〟まで組み込めていなかったからです。脳の不安感が残ったままなのに、「いける」「やれる」と〝見せかけ〟の自信で押し切ろうとしたせいで、ほんの少しの動揺が大きな混乱へとつながってしまいました。

一方、「うまくやろう」より「やるしかない」と腹を括るアプローチでは、脳の仕組みが逆に活かされやすくなります。〝とにかく行動する〟モードを脳内にセットすると、脳は「自分ができること」に自然と意識を集中しやすくなるからです。私がプレゼンの大失敗をきっかけに学んだのは、質疑応答でどんな質問が来ても「自分にわかる部分は最大限答える。もしわからなかったら素直に持ち帰って検討する」という割り切り方でした。そう腹を括った瞬間、不思議と緊張が軽くなったのを今でも思い出します。

また、〝自分の強みや快を大切にしながら、全体像を把握する〟というのも、脳を騙さずに活かすための大きなポイントです。たとえば仕事や学習の場面で、苦手な分野ばかりに気をとられると、脳はストレスでパンクしやすくなります。しかし、自分が面白いと感じられるところや「ここはイケる」というところを見いだせると、脳はその領域で〝快〟を得て、作業全体に前向きな姿勢を持ちやすくなるのです。

そのうえで、一部だけに執着せず、大まかな全体像を把握しておけば、多少の困難や苦手部分が出てきても「まあ、ここはこういう流れの中の一コマだし、全体を見ればそう大きな問題じゃないかもしれない」と捉えられます。これが脳に安心感を与え、無駄な不安を増やさずに済むわけです。

こうして自分の強みと快、そして全体像の把握を意識しながら行動を続けるうちに、脳は少しずつ「意外とできるものだ」「これが自分のスタイルなんだな」と、安定した〝あとからつく自信〟を形づくっていきます。つまり、先回りして「堂々と見せよう」と偽装するより、地に足をつけて〝上手に脳を活かす〟ことが大切なのです。

現実には、脳には「損失回避バイアス」や「現状維持バイアス」など、さまざまなクセが存在します。それらを無理やりごまかそうとするのではなく、「ああ、今また脳のバイアスが出てるな」と自覚したうえで、「だったらどうやって行動に活かそうか」と考える態度が重要になります。たとえば「損をしたくないから、一歩を踏み出すのをためらっているな」

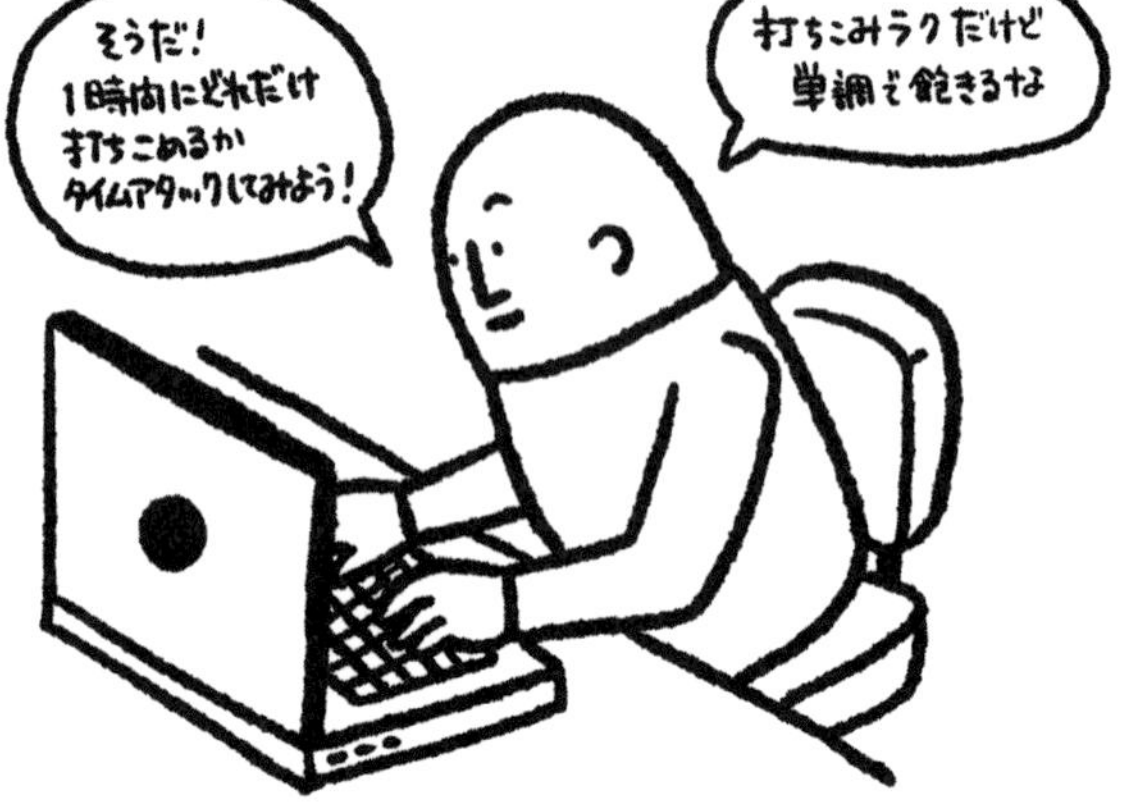
打ちこみラクだけど
単調で飽きるな
そうだ！
1時間にどれだけ
打ちこめるか
タイムアタックしてみよう！

仕事や作業などをゲーム化してみるとうまくいくことがある。

と気づいたら、それを利用して「失敗しても学びは得られるから、むしろ得かもしれない」と意識を変えてみる。

あるいは「現状のままが一番楽」と感じている自分に気づいたら、「あえて小さな変化を楽しむことで、脳に新しい刺激を与えよう」とチャレンジしてみる。そうして少しずつ脳の仕組みを逆手に取り、〝快〟を増やし、〝過度な不安〟を減らしていけば、行動が自然と続き、そこから生まれる実感が本物の自信に変わっていくわけです。

このように、小手先のテクニックで脳を騙すのではなく、バイアスを含む脳の特性を正面から理解しながら〝上手に活かす〟ことで、結果的に「見かけだけでない、根っこから揺るぎにくい自信」が得られます。言い換えれば、〝自信満々に見える〟ステージを早く目指すのではなく、〝あとから確かな自信を積み重ねる〟ステージを楽しむほうが、長続きするしストレスも少ないということです。

本当に自由になるために

「自信という鎧」を脱ぎ捨てて、目の前の行動を楽しむ——その意味に気づき始めると、私たちは初めて本当の自由を手に入れることができます。周囲の目を必要以上に気にしなくなると、脳は「失敗は恥ずかしい」「もっと評価されなきゃ」という過剰なストレスを手放し、文字通り〝身軽〟な状態になるのです。すると、これまで「うまくやらなきゃ」と考えて手を出せなかったことが急に面白く見えてきたり、「自分に合わないから……」と諦めていた挑戦にあっさり踏み出せたりもします。

たとえば、以前の私は常に「自信あるふうに振る舞わないと」と気張っていた時期がありました。失敗するのは恥ずかしい、周りから「大したことないね」と思われたくない——そんな思いが強かったので、脳は常に緊張状態に。どんな行動をするときも、〝ミスをしないための注意〟ばかりに意識を奪われ、楽しむ余裕がありませんでした。ところが、思い切って「失敗してもいいや」と肩の力を抜き、「うまく見せる必要はないから、とりあえずやってみよう」というスタンスをとった瞬間、驚くほど新しい視点が開けてきたのです。

なぜ〝自信に執着しなくなる〟と、かえってうまくいくのか。一番の理由は、「自信は結果であり、先に用意しておくものではない」と脳が理解すると、〝変な緊張感〟を手放せるからです。これは〝できるかも〟と期待を膨らませるより、〝やるしかない〟と割り切って踏み出す心理に近いものがあります。人から「自信満々ですね」と見られたい欲求が薄れた分、「仮に失敗してもそれはそれで次のステップにつながるだろう」と考えられるようになり、脳のストレス反応が最小限に抑えられるわけです。

実際、多くの人が「先に自信を身につけたい」「自信があればうまくいく」と思い込みがちですが、脳の仕組み上、自信は行動の結果として〝あとから〟自然と生まれる感情です。小手先のテクニックで〝自信を持っているように見せる〟ことはできても、その鎧が分厚ければ分厚いほど、中身が追いつかないまま小さな失敗で崩れ去るリスクが高まります。逆に「自信はなくても、結果は神様に任せるしかない」と受け止めると、脳は「こうなったら自分ができることに集中しよう」と切り替わりやすくなるのです。

たとえば、試験やプレゼンを控えているときに、「こういう結果が出たら嬉しいな」とい

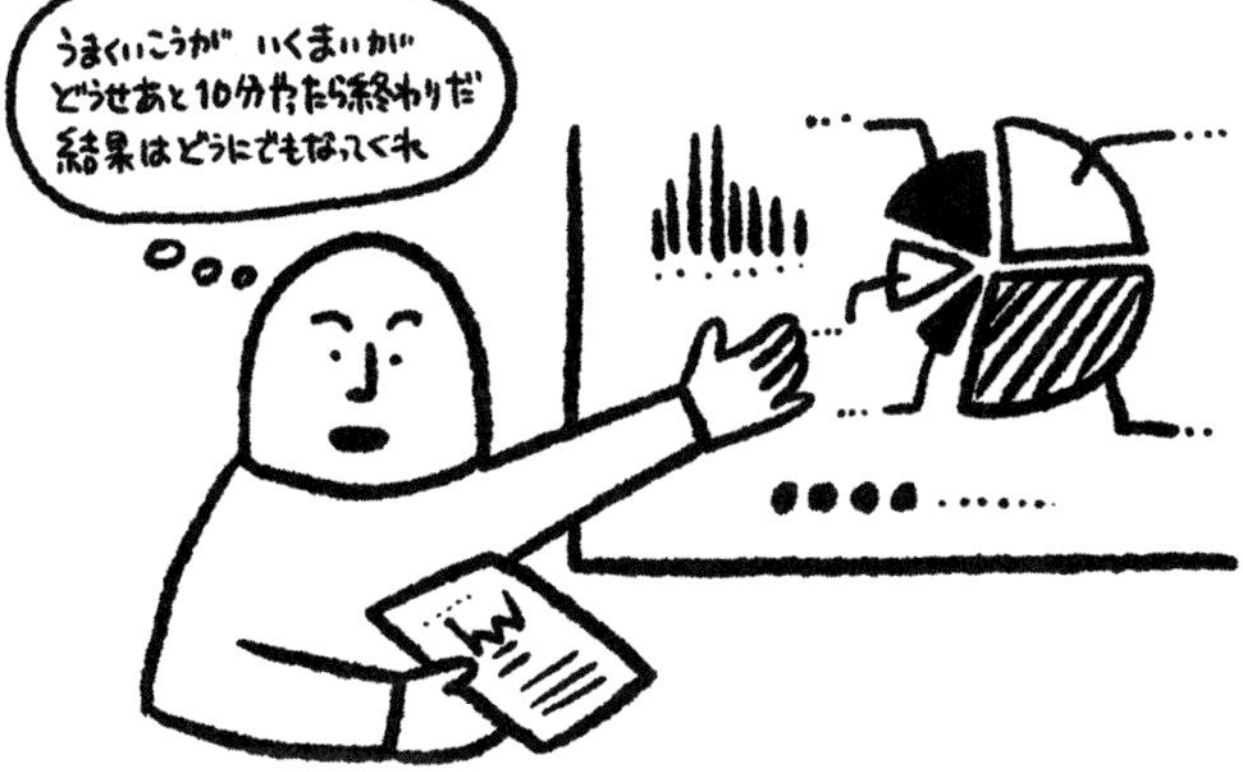
うまくいこうが　いくまいが
どうせあと10分たったら終わりだ
結果はどうにでもなってくれ

自分がどうこうしようが結果は出るもの。割り切って今に集中するのが得策。

う期待はあってもいいですが、それに過度にしがみつく必要はありません。自分の力でコントロールできる範囲（準備・練習・理解度の向上など）に注力し、コントロールしきれない範囲（相手の反応・偶発的なトラブルなど）は「なるようになる」と受け流す。このメリハリをつけると、脳は不必要な不安を抱えにくくなり、むしろ本来のパフォーマンスを発揮しやすくなるのです。結果として、周囲からは「堂々と話していたね」「いつもより余裕がありそうだった」と言われる——それこそ〝なぜか自信がある人〟の姿に近づくというわけです。

そして何より大きいのは、そうした姿勢に慣れてくると、〝自信を盛る〟必要そのものが薄れていく点です。「うまく見せなきゃ」を手放し、〝脳の仕組みに沿って行動を積み重ねる〟プロセスそのものを楽しめるようになれば、少々の失敗も新たな学びに変わり、〝ブレない自分〟という土台が少しずつ形成されていきます。外からの評価や結果に過度に左右されるのではなく、あくまで「自分はこれがやりたい。やるしかない」と腹を括り、次へ次へと歩みを進めることで、本物の自信が〝あとから〟湧きあがってくるのです。

全体が見えていることが自信につながる

全体像を見失わずに行動を続けられるようになると、脳は自分の取り組みを〝部分〟ではなく〝流れ〟として認識しやすくなります。すると、一つひとつの失敗があっても「ここまでやってきた経緯がある」「最終的なゴールまでは道半ばだ」と客観的に判断できるようになり、細部に囚われすぎて自分の可能性を狭めることが少なくなるのです。**【第9の方法：全体を俯瞰する】**

実際、「この部分が苦手かもしれないけれど、他の部分では意外と自分の強みが活かせる」と気づければ、脳は〝ここがダメなら全部ダメ〟という極端な思い込みを手放しやすくなります。

たとえば、ある人は社会人になってすぐに「自分は営業トークが苦手だから、仕事で成果を出すのは難しい」と思い込んでいました。ところが、上司に相談したところ、「確かに口頭での営業ストークは慣れが必要だけれど、その分キミは準備が丁寧だし、文章での提案資料づくりは評価が高いぞ」と言われたのです。そこで本人は、「そうか、営業そのものがダメなのではなく、話術の部分だけ改善すればいいのかもしれない」と気づき、得意な資料づくりを武器にしつつ、苦手な部分は〝練習や経験で補う〟という姿勢をとり始めました。すると少しずつ前向きな手応えを感じられるようになり、やがて「苦手意識があるわりには、意外と成果が出るじゃないか」と思える段階に至りました。

これはまさに〝部分〟ではなく〝全体〟を見たときに、自分が大きく否定されるわけではないと納得できたからこそ、自然な自信があとから育った例といえます。

また、全体像を見据えて行動すると、損得に執着しすぎる姿勢も手放しやすくなります。人の意見や世の中の常識を鵜呑みにして「あれもやらなきゃ」「これをやらないと損をする」と思い詰めるほど、脳は本来の目的や楽しさを見失いがちです。

しかし「自分の人生やプロジェクト全体から見れば、ここで多少遠回りしても問題ない」「むしろ損得よりも、今は興味のあることに打ち込むことが大事」と判断できると、不思議なくらい落ち着いて行動に集中できるようになります。たとえば、資格試験の勉強をするか、趣味に時間を使うかで迷ったとき、周囲の声だけに左右されると「資格をとるのが正しい」「趣味なんて役に立たない」と思い込みがちです。

ところが「そもそも何のために資格をとりたいのか」「趣味がどれだけ自分をリフレッシュさせるか」を大枠で考え直すと、自然と行動の優先順位が見えてきて、脳も無駄な不安や葛藤を感じにくくなるのです。

さらに、脳にはさまざまなバイアスがあると知っておくだけで、〝わからないから怖い〟という気持ちを減らせます。「なぜ今、これほど不安なのか？」「なぜ損を避けたいと思うのか？」と客観的に問いかけてみると、脳が〝損失回避〟や〝現状維持〟といった本能的なバイアスに囚われている可能性が見えてきます。

そして、それがただの脳のクセであるとわかれば、必要以上に怖がる必要はないと理解しやすくなるわけです。たとえば、初めて海外旅行に行くときに「言葉が通じなかったらどうしよう」「病気になったらどうしよう」と不安になるのも、実は脳が〝未知〟に対して大げさなリスクを感じるから。

そんなとき「最悪の場合でも保険に入っておけば大丈夫」「翻訳アプリがあるじゃないか」とリスク軽減策を考えると、脳は「そこまで未知ではないんだな」と安心し、むしろ「未知の文化や景色が楽しみだ」という好奇心を活性化させるのです。

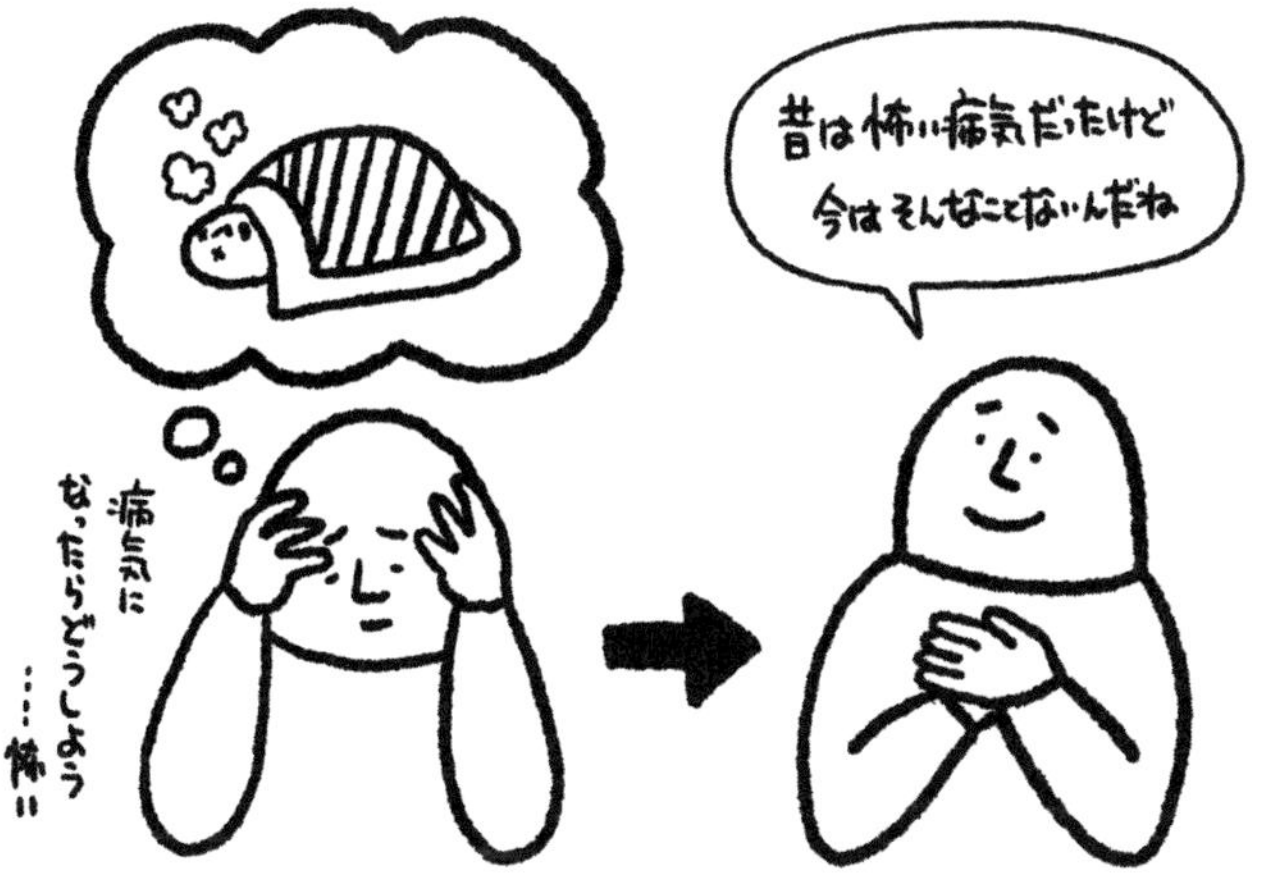

不安や恐怖の正体も、調べてみるとそこまで怖くないということもよくある話。

こうして全体を把握し、脳のバイアスを客観的に理解できるようになると、迷ったときに原点に立ち返ることがぐっと容易になります。目的が明確になり、「本当にやりたいことはどれだろう」「今はどの方向に進むのが自分にとって最良なのか」と自問すると、脳は余計な不安を自動的に整理し、〝ブレない判断〟をサポートしてくれます。

結果的に「今の選択がもしうまくいかなかったとしても、そこから学びがある」「やりたいことを選んだのだから後悔は少ない」と考えられるようになり、自然に行動へと踏み出す自信が芽生えていくのです。

こうして、脳の機能を客観的に理解し、必要以上に怖がらず行動する習慣が身につけば、あなたの中には〝どっしりとした安定感〟が形づくられていくでしょう。一時的に上辺だけの自信を得ようとするよりも、全体像をつかみ、脳のクセを見越しつつ行動するほうが、実は長い目で見て楽に、しかも確かな成果につながりやすいのです。

結局、細部であれこれ悩むのは脳に無用なストレスを与え、「なんだかうまくいかない」という思いを強める原因になってしまいがちです。一方で「自分の人生全体からすれば、ここでの失敗も成功の種になる」「自分がやりたいと思ったから、損得より優先してみよう」と構えるだけで、脳は安心のうちに前進しようとするのです。多くの場合、自分を縛っているのは「失敗してはいけない」「損をしたくない」という先入観や常識、そして脳が抱える未知への不安にすぎません。そこから解き放たれ、全体像を眺めながら自分らしく歩みを進めることで、いつの間にか〝本物の自信〟が芽生えている自分に気づけるはずです。

行動がもたらす安心と次のステップ

私たちの脳が〝学習する臓器〟であるという事実を改めて思い出すと、「自信がない」と立ち止まるのは、もったいない選択のように感じられます。行動を積み重ねるたびに脳は少しずつ新しい回路を作り出し、どんな小さな成功や失敗さえも次のステップへとつなげる糧に変えていくからです。初めは「こんなの自分には無理だ」と思うことでも、脳が学習を続けるうちに、自然とハードルが下がり、「気づいたらできていた」という実感があとからやってくるでしょう。

結局、私たちは〝やってみる〟ことを通してしか自分の可能性を知ることはできません。いくら頭の中で思い描いていても、脳は実際の行動がともなわなければ十分にアップデートされず、「本当にできるのか？」という疑念は消えないままです。だからこそ、「自信がないから動けない」と思うのではなく、「動くからこそ自信が育つ」という逆転の発想が必要なのです。これは、〝うまくいくために完璧な準備を整える〟よりも、〝やっているうちに自分のスタイルを見つけていく〟という姿勢に近いかもしれません。

そしてこの〝やっているうちに見つけていく〟感覚こそが、本当の意味での自由と安心をもたらします。結果的に、他者からの評価に一喜一憂するのではなく、自分が「これをやりたい」「こういうふうに生きたい」と望む方向へ足を踏み出せるようになるのです。そこには必ずしも〝大きな自信〟が先に用意されているわけではありません。むしろ、「自信なんて、あとから自然とついてきたらいい」という軽やかさが、皆さんの脳の学習回路をさらに前向きに働かせ、気づけば全く違う視点で世界を捉えられているはずです。

本書で紹介してきた脳の仕組みや心のメカニズムは、どれも皆さんが〝自由に、しなやかに生きる〟ためのツールにすぎません。最終的にどんな行動を選び、どんな人生を描くのかは、皆さんの価値観と好奇心が決めること。でも、もし「自信なんてなくてもいい」と思い切って一歩を踏み出してみたなら、脳は少しずつ〝できるかもしれない〟という回路を育て、そこから新しい道を開いていてくれます。その好循環を自分のものにしたとき、皆さんの世界は思いがけないほど軽やかで豊かな色彩を帯びるでしょう。

どうか「自信がない」と思う自分を責めるのではなく、〝学習する脳〟を味方に、今のまで行動を起こしてみてください。失敗したって構わない。脳がその経験をしっかりと受け取り、必ず次のステップへ連れて行ってくれるはずです。こうして皆さんは、自信という名の重たい鎧を脱ぎ捨て、〝自信がなくても動ける〟軽やかな存在へと変わっていく——その変化こそが、長く続く確かな安心感を生み出し、いつの間にか〝自信なんて必要ない〟と思えるほどの自由を手にすることにつながるのです。

どうかこれからも、皆さんの脳の学習能力を信じつつ、楽しむ気持ちを大切にしながら、人生の一歩を踏み出してみてください。

■あとがき■

ここまで本書を読み進めてくださった皆さんは、すでに「なぜか自信がある人」の思考回路を脳科学や心理学の視点から深く理解できているはずです。本書を通してお伝えしたかったのは、「自信とは本来、行動と結果の積み重ねによってあとからついてくるもの」であり、先に自信を〝用意〟する必要は全くないということでした。

そもそも「自信がなくて当たり前」。多くの人は、「どうせ自分なんて」「まだまだ自信が持てない」と感じ、行動を先延ばしにしがちです。しかし実際には、脳が〝学習する臓器〟であるという事実を踏まえると、「自信を持ちたい」と強く思わなくても行動を起こすことで、脳内の情報処理が変わり、結果として自信があとから育っていくものだとわかります。

他者と比較しなくてもいい、仮に今は失敗を恐れていたとしても、本当にやりたいことや試してみたいことに挑戦するうちに、脳は自然と回路を最適化して、初めは難しかったことでもいつの間にか慣れ、楽しめるようになる——。その過程こそが、いわゆる〝なぜか自信がある人〟の源泉だと言えるでしょう。

もちろん、本書では脳内のメカニズム（ドーパミンやセロトニンなど）を正しく理解し、承認欲求ばかりに縛られず、自由で柔軟なマインドを保つことの重要性を繰り返しお伝えしてきました。たとえば、他者比較をやめたり、不安の原因を究明して思い込みに気づいたり、自分なりのコミュニケーションスタイルを作ったり――こうしたステップを踏むことで、脳は「自信がなくても、まずは行動してみる」というスタンスをサポートしてくれるようになります。結果として、〝ブレない自信〟があとから自然と立ち上がってくるのです。

また、人生やプロジェクトの全体を俯瞰し、部分的な失敗や欠点に執着しない視点を持つことも、脳に余計なストレスを与えず、安定した行動を促すカギになります。大きな目で見れば「今の失敗も、のちのちに役立つ経験かもしれない」と思えるようになり、損得感情に囚われず、自分が本当にやりたいことにしっかりエネルギーを注げるようになるはずです。

こうして見てみると、〝自信〟にまつわる苦しみの多くは、「先に自信を手に入れてからでなければ動けない」という誤解から生じているように思えます。むしろ、自信は〝先取り〟ではなく〝結果〟であり、行動してみることで脳の学習回路が変化し、自然に「やれるかもしれない」「もっと試したい」という実感が湧いてくるのです。

本書で提案した9つの方法、1）他者比較をやめる、2）心地よさを優先する、3）不安原因を究明する、4）思い切って手放す勇気を持つ、5）ユーモアを大切にする、6）思い込みを知ってバイアスを活用する、7）コミュニケーションを上手に行う、8）自由なマインドで生きる、9）全体を俯瞰する――これらを日常の行動に取り入れるだけで、脳が持つ〝学習する力〟はぐんと伸びやかに働き、行動のストレスを減らし、皆さんの可能性を広げてくれるでしょう。

それでは、そろそろ本書の締めくくりといたします。お伝えしたかったことはただひとつ、「自信を持たなくても、いくらでも動けるし、動けば動くほど、あとから必ず自信はついてくる」ということです。もし今、皆さんが「自信がないからできない」と立ち止まっているのなら、その一歩を踏み出すチャンスです。脳はあなたが行動するたびに学習を重ね、いつの間にか「自信がなくても平気」と感じるほどの変化をもたらしてくれます。最終的に、皆さんが自分の内的基準をベースに、柔軟で自由な生き方を楽しんでいる姿――そこには〝自然に生まれた自信〟がしっかりと根を下ろし、揺るぎない安心感をもたらしているはずです。どうかこのあとも、その感覚を大切に、あなたらしい人生を力強く歩んでいってください。

本書を執筆するにあたり、秀和システムの北村耕太郎さんに感謝いたします。そしていつも私の活動を温かく見守ってくれる家族に心より感謝します。

毛内拡

参考文献

『改訂版 もっとよくわかる！ 脳神経科学〜やっぱり脳はとってもスゴイのだ！』工藤佳久（羊土社　実験医学別冊 もっとよくわかる！シリーズ）
『カラー版 ベアー コノーズ パラディーソ 神経科学 脳の探求 改訂版』マーク・F・ベアー、バリー・W・コノーズ、マイケル・A・パラディーソ、藤井聡（監修・翻訳）（西村書店）
『カールソン神経科学テキスト ―脳と行動― 原書13版』Neil R. Carlson, Melissa A. Birkett、中村克樹（監修, 翻訳）（丸善出版）
『標準生理学 第9版 (Standard Textbook)』本間研一（医学書院）
『脳内物質のシステム神経生理学―精神精気のニューロサイエンス』有田秀穂（中外医学社）
『脳を司る「脳」』毛内拡（講談社）

Kruger J and Dunning D. (1999). Unskilled and unaware of it: how difficulties in recognizing one's own incompetence lead to inflated self-assessments, J. Pers. Soc. Psychol. 77

Clance, P.R.; Imes, S.A. (1978). The imposter phenomenon in high achieving women: dynamics and therapeutic intervention., Psychotherapy: Theory, Research and Practice 15 (3): 241 - 247.

Rolls, E. T. (1999). The Brain and Emotion. Oxford University Press.

Zald, D. H., & Pardo, J. V. (1997). Emotion, Olfaction, and the Human Amygdala: Amygdala Activation during Aversive Olfactory Stimulation. Proceedings of the National Academy of Sciences, 94(8), 4119-4124.

McEwen, B. S. (1998). Stress, Adaptation, and Disease. Annals of the New York Academy of Sciences, 840(1), 33-44.

Sapolsky, R. M. (2004). Why Zebras Don't Get Ulcers. Holt Paperbacks.

Schultz, W. (2000). Multiple Reward Signals in the Brain. Nature Reviews Neuroscience, 1(3), 199-207.

Wise, R. A., & Rompre, P. P. (1989). Brain Dopamine and Reward.

Annual Review of Psychology, 40(1), 191-225.

Putnam, R. D. (2000). Bowling Alone: The Collapse and Revival of American Community. Simon & Schuster.

Cohen, S., & Wills, T. A. (1985). Stress, Social Support, and the Buffering Hypothesis. Psychological Bulletin, 98(2), 310-357.

Chaouloff, F. (1997). Effects of Physical Exercise on Central Serotonergic Systems. Medicine and Science in Sports and Exercise, 29(1), 58-62.

Walker, M. P. (2008). Why We Sleep: Unlocking the Power of Sleep and Dreams. Scribner.

Berk, L. S., et al. (1989). Neuroendocrine and Stress Hormone Changes during Mirthful Laughter. The American Journal of the Medical Sciences, 298(6), 390-396.

Uvnäs-Moberg, K. (1998). Oxytocin May Mediate the Benefits of Positive Social Interaction and Emotions. Psychoneuroendocrinology, 23(8), 819-835.

Etkin, A., & Wager, T. D. (2007). Functional Neuroimaging of Anxiety: A Meta-Analysis of EmotionalProcessing in PTSD, Social Anxiety Disorder, and Specific Phobia. American Journal of Psychiatry.

Kim, M. J., & Whalen, P. J. (2009). The Structural Integrity of an Amygdala-Prefrontal Pathway Predicts Trait Anxiety. Journal of Neuroscience.

Milad, M. R., & Quirk, G. J. (2012). Fear Extinction as a Model for Translational Neuroscience: Ten Years of Progress. Annual Review of Psychology.

Harmer, C. J., et al. (2004). Increased Positive Versus Negative Affective Perception and Memory in Healthy Volunteers Following Selective Serotonin and Norepinephrine Reuptake Inhibition. American Journal of Psychiatry.

Möhler, H. (2012). The GABA System in Anxiety and Depression and Its Therapeutic Potential. Neuropharmacology.

Smith, S. M., & Vale, W. W. (2006). The Role of the Hypothalamic-Pituitary-Adrenal Axis in Neuroendocrine Responses to Stress. Dialogues in Clinical Neuroscience.

Arkes, H. R., & Blumer, C. (1985). The Psychology of Sunk Cost. Organizational Behavior and Human Decision Processes, 35(1), 124-140.

Thaler, R. H. (1980). Toward a Positive Theory of Consumer Choice. Journal of Economic Behavior & Organization, 1(1), 39-60.

Dawkins, R., & Carlisle, T. R. (1976). Parental Investment and Mate Desertion: A Threshold Model. Animal Behaviour, 24(1), 162-173.

Meyer, J. W., & Zucker, L. G. (1989). Permanently Failing Organizations. Sage Publications.

Brockner, J. (1992). The Escalation of Commitment to a Failing Course of Action: Toward Theoretical Progress. Academy of Management Review, 17(1), 39-61.

Kahneman, D., & Tversky, A. (1979). Prospect Theory: An Analysis of Decision under Risk. Econometrica, 47(2), 263-292.

Baumeister, R. F., & Heatherton, T. F. (1996). Self-Regulation Failure: An Overview. Psychological Inquiry, 7(1), 1-15.

Lavie, N. (2005). Distracted and Confused?: Selective Attention under Load. Trends in Cognitive Sciences, 9(2), 75-82.

Gross, J. J. (1998). The Emerging Field of Emotion Regulation: An Integrative Review. Review of General Psychology, 2(3), 271-299.

エイミー・カディ「ボディランゲージが人を作る」

https://www.ted.com/talks/amy_cuddy_your_body_language_may_shape_who_you_are?subtitle=en

Amy Cuddy, My overview of the state of the science on postural feedback ("power posing"), and some comments on civilized scientific discourse

https://www.linkedin.com/pulse/my-overview-state-science-postural-feedback-power-posing-amy-cuddy

Dana Carney, 2016, My position on "Power Poses" Regarding: Carney, Cuddy & Yap (2010).

https://faculty.haas.berkeley.edu/dana_carney/pdf_My%20position%20on%20power%20poses.pdf

Körner, R., Röseler, L., Schütz, A., & Bushman, B. J. (2022). Dominance and prestige: Meta-analytic review of experimentally induced body position effects on behavioral, self-report, and physiological dependent variables. Psychological Bulletin, 148(1-2), 67 ‐ 85.

McEwen, B. S. (2007). Physiology and Neurobiology of Stress and Adaptation: Central Role of the Brain. Physiological Reviews, 87(3), 873-904.

Tang, Y. Y., Hölzel, B. K., & Posner, M. I. (2015). The Neuroscience of Mindfulness Meditation. Nature Reviews Neuroscience, 16(4), 213-225.

Bandura, A. (1977). Self-Efficacy: Toward a Unifying Theory of Behavioral Change. Psychological Review, 84(2), 191-215.

Del Casale, A., et al. (2011). Functional Neuroimaging in Obsessive-Compulsive Disorder. Neuropsychobiology. 2011;64(2):61-85.

Calder, A. J., et al. (2001). Neuropsychology of Fear and Loathing. Nature Reviews Neuroscience, 2(5), 352-363.

Blair, K., et al. (2008). Reduced Responsiveness to Positive Information in Social Anxiety Disorder. Biological Psychiatry, 64(7), 577-583.

Wu, Y., et al. (2022). Disrupted fronto-temporal function in panic disorder: a resting-state connectome study. Brain Imaging Behav . 2022 Apr;16(2):888-898.

Pascual-Leone, A., et al. (2005). The Plastic Human Brain Cortex. Annual Review of Neuroscience, 28, 377-401.

Nader, K., Schafe, G. E., & LeDoux, J. E. (2000). Fear Memories Require Protein Synthesis in the Amygdala for Reconsolidation after Retrieval. Nature, 406(6797), 722-726.

Dudai, Y. (2004). The Neurobiology of Consolidations, Or, How Stable is the Engram?. Annual Review of Psychology, 55, 51-86.

Higgins, E. T. (1987). Self-Discrepancy: A Theory Relating Self and Affect. Psychological Review, 94(3), 319-340.

Zeidan, F., et al. (2010). Mindfulness Meditation Improves Cognition: Evidence of Brief Mental Training. Consciousness and Cognition, 19(2), 597-605.

Young, S. N. (2007). How to Increase Serotonin in the Human Brain Without Drugs. Journal of Psychiatry & Neuroscience, 32(6), 394-399.

Baumeister, R. F., & Leary, M. R. (1995). The Need to Belong: Desire for Interpersonal Attachments as a Fundamental Human Motivation. Psychological Bulletin, 117(3), 497-529.

Decety, J., & Jackson, P. L. (2004). The Functional Architecture of Human Empathy. Behavioral and Cognitive Neuroscience Reviews, 3(2), 71-100.

Carter, C. S. (2014). Oxytocin Pathways and the Evolution of Human Behavior. Annual Review of Psychology, 65, 17-39.

Lyubomirsky, S., et al. (2005). Pursuing Happiness: The Architecture of Sustainable Change. Review of General Psychology, 9(2), 111-131.

Van Overwalle, F. (2009). Social Cognition and the Brain: A Meta-Analysis. NeuroImage, 49(3), 1733-1749.

Gross, J. J. (2015). Emotion Regulation: Current Status and Future Prospects. Psychological Inquiry, 26(1), 1-26.

Eisenberger, N. I., & Lieberman, M. D. (2004). Why Rejection Hurts: A Common Neural Alarm System for Physical and Social Pain. Trends in Cognitive Sciences, 8(7), 294-300.

Bonanno, G. A. (2004). Loss, Trauma, and Human Resilience: Have We Underestimated the Human Capacity to Thrive After Extremely Aversive Events?. American Psychologist, 59(1), 20-28.

Ryan, R. M., & Deci, E. L. (2000). Self-Determination Theory and the Facilitation of Intrinsic Motivation, Social Development, and Well-Being. American Psychologist, 55(1), 68-78.

Iyengar, S. S., & Lepper, M. R. (2000). When Choice Is Demotivating: Can One Desire Too Much of a Good Thing?. Journal of Personality and Social Psychology, 79(6), 995-1006.

Fredrickson, B. L. (2001). The Role of Positive Emotions in Positive Psychology: The Broaden-and-Build Theory of Positive Emotions. American Psychologist, 56(3), 218-226.

Samuelson, W., & Zeckhauser, R. (1988). Status Quo Bias in Decision Making. Journal of Risk and Uncertainty, 1(1), 7-59.

Wilson, T. D., & Gilbert, D. T. (2005). Affective Forecasting: Knowing What to Want. Current Directions in Psychological Science, 14(3), 131-134.

Gigerenzer, G., & Gaissmaier, W. (2011). Heuristic Decision Making. Annual Review of Psychology, 62, 451-482.

著者紹介

毛内拡（もうない・ひろむ）

お茶の水女子大学基幹研究院自然科学系助教。1984年、北海道函館市生まれ。2008年、東京薬科大学生命科学部卒業。2013年、東京工業大学大学院総合理工学研究科博士課程修了。博士（理学）。日本学術振興会特別研究員、理化学研究所脳科学総合研究センター研究員を経て、2018年よりお茶の水女子大学基幹研究院自然科学系助教。生体組織機能学研究室を主宰。著書：『脳を司る「脳」 —— 最新研究で見えてきた、驚くべき脳のはたらき』（講談社ブルーバックス。第37回講談社科学出版賞受賞）、『面白くて眠れなくなる脳科学』（PHP研究所）、『「気の持ちよう」の脳科学』（ちくまプリマー新書）、『「頭がいい」とはどういうことか—— 脳科学から考える』（ちくま新書）、『心は存在しない 不合理な「脳」の正体を科学でひもとく』（SBクリエイティブ）、『脳科学が解き明かした 運のいい人がやっていること』（秀和システム）など多数。

BOOKSTAFF

カバーデザイン　Q.design（別府拓）
イラスト　ササオカミホ（株式会社SASAMI-GEO-SCIENCE代表／サイエンスデザイナー）
校正　ペーパーハウス

脳《のう》科《か》学《がく》が解《と》き明《あ》かした なぜか自《じ》信《しん》がある人《ひと》がやっていること

発行日　2025年　3月17日　　第1版第1刷

著　者　毛内《もうない》　拡《ひろむ》

発行者　斉藤　和邦
発行所　株式会社　秀和システム
〒135-0016
東京都江東区東陽2-4-2　新宮ビル2F
Tel 03-6264-3105（販売）Fax 03-6264-3094
印刷所　三松堂印刷株式会社　Printed in Japan

ISBN978-4-7980-7444-3 C0036

定価はカバーに表示してあります。

乱丁本・落丁本はお取りかえいたします。

本書に関するご質問については、ご質問の内容と住所、氏名、電話番号を明記のうえ、当社編集部宛FAXまたは書面にてお送りください。お電話によるご質問は受け付けておりませんのであらかじめご了承ください。